M. AHAMED FAIZAL
JOHNSON RAJA JAMES

TERAPIA PERIODONTAL MINIMAMENTE INVASIVA

M. AHAMED FAIZAL
JOHNSON RAJA JAMES

TERAPIA PERIODONTAL MINIMAMENTE INVASIVA

Um guia clínico para técnicas e abordagens interdisciplinares.

ScienciaScripts

Imprint

Any brand names and product names mentioned in this book are subject to trademark, brand or patent protection and are trademarks or registered trademarks of their respective holders. The use of brand names, product names, common names, trade names, product descriptions etc. even without a particular marking in this work is in no way to be construed to mean that such names may be regarded as unrestricted in respect of trademark and brand protection legislation and could thus be used by anyone.

Cover image: www.ingimage.com

This book is a translation from the original published under ISBN 978-620-7-99660-5.

Publisher:
Sciencia Scripts
is a trademark of
Dodo Books Indian Ocean Ltd. and OmniScriptum S.R.L publishing group

120 High Road, East Finchley, London, N2 9ED, United Kingdom
Str. Armeneasca 28/1, office 1, Chisinau MD-2012, Republic of Moldova, Europe
Printed at: see last page
ISBN: 978-620-7-97453-5

ÍNDICE

INTRODUÇÃO

A periodontite é a inflamação crónica do periodonto que se estende para além da gengiva e envolve a destruição da ligação do tecido conjuntivo dos dentes. Envolve modalidades de tratamento não cirúrgico e cirurgia de retalho periodontal que permitem a redução da profundidade da bolsa, o aumento do nível de fixação clínica e a regeneração periodontal. As cirurgias de retalho convencionais tradicionais incluem uma reflexão extensa do retalho de tecido em áreas não periodontalmente envolvidas e incisões relativamente longas para aceder aos tecidos doentes subjacentes. Assim, haverá mais morbilidade dos tecidos, o que leva a inchaço, dor e atraso na cicatrização da ferida. [1]

A cirurgia minimamente invasiva é uma técnica que minimiza a reflexão do retalho e o traumatismo dos tecidos, resultando na estabilidade do coágulo sanguíneo no local da ferida através da manutenção do fornecimento de sangue crítico e, consequentemente, reduzindo a retração pós-operatória ao longo do tempo.

O termo cirurgia minimamente invasiva foi cunhado pela primeira vez pelos cirurgiões gerais **Fitzpatrick e Wickham em 1990**. Foi posteriormente explorado por **Hunter e Sackler em 1993**.[2] Definiram "cirurgia minimamente invasiva" como a capacidade de efetuar um procedimento cirúrgico tradicional e obter os mesmos ou melhores resultados utilizando uma abertura cirúrgica mais pequena do que o acesso cirúrgico tradicional.[3]

Em **1995**, a cirurgia minimamente invasiva foi introduzida por **Harrel e Rees**, descrevendo que este procedimento tem como objetivo tratar defeitos intra-ósseos utilizando uma incisão intrasulcular mantendo a papila interdentária[4] que produz feridas mínimas, reflexão mínima do retalho e manuseamento suave dos tecidos moles e duros.[5]

Em **2007, Cortellini e Tonetti** apresentaram uma modificação do procedimento cirúrgico minimamente invasivo. Esta técnica foi proposta para tratar defeitos intra-ósseos isolados com regeneração periodontal.[6]

1) Minimizar a tendência para o colapso do tecido interdentário.

2) Melhorar a estabilidade dos tecidos moles da ferida.

3) Reduzir a morbilidade dos doentes.
Cortellini & Tonetti (2001, 2002 e 2004) e Wachtel.et.al (2003) testaram a utilização de microscópios operatórios, instrumentos microcirúrgicos e telescópios cirúrgicos (lupas) para aumentar a acuidade visual e a precisão na aplicação da cirurgia regenerativa periodontal.[6] também são utilizados na maioria dos procedimentos MIS.

O videoscópio foi desenvolvido para melhorar a visualização durante um procedimento minimamente invasivo. O videoscópio é mantido dentro de um dispositivo que permite a retração de pequenos retalhos utilizados em procedimentos minimamente invasivos e o dispositivo tem um mecanismo para evitar o embaciamento ou a sujidade da lente da câmara devido a água, sangue ou outros resíduos cirúrgicos. Os procedimentos efectuados com este dispositivo são designados por cirurgia minimamente invasiva assistida por videoscópio (V-MIS).[7]

As evidências também demonstram que o laser utilizado na cirurgia periodontal minimamente invasiva tem o potencial de melhorar os resultados terapêuticos[8] . Os lasers de alta potência são utilizados em conjunto com a destartarização e o planeamento radicular e os lasers de muito baixa potência são também utilizados para a estimulação celular e para a ativação de agentes antimicrobianos após a destartarização e o planeamento radicular. Ambas as aplicações do laser podem ser consideradas como abordagens minimamente invasivas para o tratamento da doença periodontal. Atualmente, está a ser introduzida a cirurgia minimamente invasiva assistida por robô (MIS). A cirurgia minimamente invasiva assistida por robô utiliza os dispositivos e manipuladores finais dos braços robóticos para efetuar a cirurgia no doente. A abordagem controlada por computador permite que o cirurgião utilize um computador para controlar o braço robótico.[8]

REVISÃO DA LITERATURA

A primeira descrição de um procedimento cirúrgico periodontal que foi descrito como minimamente invasivo foi efectuada em 1995. Esta técnica minimamente invasiva foi desenvolvida ao longo dos anos seguintes como uma técnica cirúrgica para a regeneração periodontal utilizando enxertos ósseos e outros materiais regenerativos. Todas as abordagens cirúrgicas periodontais têm como objetivo permitir ao cirurgião um melhor acesso e visualização para desbridar as superfícies radiculares e a lesão periodontal.[9] **Widman e Neumann (1916)** descreveram uma cirurgia que envolvia grandes incisões para expor
o osso para além do ápice dos dentes, permitindo o desbridamento das superfícies radiculares e dos defeitos ósseos. Muitas vezes, recomendava-se que o osso interproximal ficasse exposto para permitir a formação de novo tecido interproximal. Esta técnica cirúrgica tinha como objetivo a eliminação de bolsas.[10]

Kirkland (1931) descreveu os primeiros procedimentos cirúrgicos periodontais que tinham como objetivo a **regeneração e a reintegração da** superfície radicular.[10]

Schluger (1949) descreveu a **cirurgia óssea periodontal**. A cirurgia óssea tinha muitas semelhanças com o procedimento original descrito por Widman, mas alterou o tratamento do osso ao remodelar o osso alveolar para incluir a remoção de defeitos ósseos existentes.[10]

Ramfjord (1974) descreveu e denominou o **procedimento de Widman modificado**.[10] Este procedimento também tinha muitos dos elementos do procedimento original de Widman, mas utilizava um desenho de retalho muito mais conservador e não incluía a remoção cirúrgica completa dos defeitos ósseos. O advento da cirurgia com o objetivo de regenerar o tecido de suporte periodontal deu início a uma mudança nas técnicas cirúrgicas periodontais que resultou num movimento em direção à cirurgia periodontal minimamente invasiva.

Hyatt e Schallhorn (1970) introduziram técnicas de enxerto ósseo para a regeneração periodontal. As técnicas cirúrgicas originais para a regeneração periodontal eram muito semelhantes às que estavam a ser utilizadas na altura para procedimentos de eliminação de bolsas.[11] À medida que as técnicas cirúrgicas regenerativas se foram estabelecendo, o tamanho do acesso cirúrgico tornou-se gradualmente mais pequeno e mais localizado. Frequentemente, eram utilizadas incisões de libertação vertical para permitir um acesso mais localizado a uma área de perda óssea. No entanto, os retalhos localizados relativamente grandes continuam a ser a norma para a maioria dos procedimentos periodontais regenerativos.[11]

Uma das primeiras descrições de um procedimento de retalho pequeno foi denominada **"mini retalho"**. Um mini retalho, definido como **a reflexão da papila para permitir um melhor acesso para o alisamento radicular**.[12] A papila gengival foi reflectida e o alisamento radicular foi realizado com o auxílio de iluminação de fibra ótica. As papilas foram reposicionadas apenas com a pressão de uma gaze embebida em soro fisiológico. Não foram utilizadas suturas. O procedimento de mini retalho foi visto como uma melhoria para o alisamento radicular e como um método para remover completamente o epitélio do sulco.[12]

Em 2007, foi descrita outra técnica cirúrgica minimamente invasiva para a regeneração periodontal. Esta técnica foi baseada na técnica de preservação da papila. Foi descrita uma abordagem minimamente invasiva para o tratamento de defeitos nos tecidos moles, utilizando um procedimento de túnel para a colocação de enxertos de tecidos moles. As actuais técnicas cirúrgicas minimamente invasivas que utilizam pequenas incisões para o tratamento e regeneração da destruição causada pela doença periodontal podem ser vistas como o resultado de uma evolução que ocorreu ao longo de toda a história do tratamento periodontal cirúrgico. As melhorias na tecnologia de visualização são uma força importante na capacidade de efetuar uma regeneração periodontal minimamente invasiva. À medida que a tecnologia continua a melhorar, é muito provável que as aberturas de acesso cirúrgico continuem a tornar-se mais pequenas e que os resultados regenerativos melhorem.[13]

OBJECTIVOS (HARREL SK 1998)

• O objetivo da cirurgia periodontal minimamente invasiva deve ser a extensão mesio-distal mínima do retalho periodontal.

• A elevação do retalho deve ser mínima para expor apenas 1 a 2 mm de osso alveolar.[14]

• A colocação de uma incisão vertical deve ser evitada, mas, se necessário, deve ser confinada à gengiva anexa e não se estender para além da junção mucogengival.

• A incisão periosteal deve ser evitada.

• Deve haver uma maior estabilidade do retalho e da ferida para permitir um encerramento primário estável da ferida.[15]

INDICAÇÕES :

• Um local ideal para o enxerto ósseo utilizando cirurgia minimamente invasiva é normalmente um defeito interproximal que não se estende significativamente para além do local interproximal.

• Outro local bem adequado para o MIS é um defeito periodontal que faz fronteira com uma área edêntula.

• Um local menos ideal para o MIS, onde as técnicas podem ser utilizadas, é um defeito que se estende para vestibular ou lingual a partir da área interproximal.[15]

• A MIS pode ser utilizada em doentes com muitos defeitos isolados, desde que a incisão num local não se ligue às incisões noutros locais para se tornar uma incisão contínua.

• O MIS pode ser utilizado para tratar vários locais separados num único quadrante.[15]

CONTRA-INDICAÇÕES

• A perda óssea horizontal generalizada ou múltiplos defeitos verticais interligados estão contra-indicados e são melhor tratados com abordagens cirúrgicas mais tradicionais.[15]

VANTAGENS

• As vantagens da cirurgia periodontal minimamente invasiva são a redução da fase de cicatrização pós-operatória e a redução das complicações pós-operatórias, como edema, dor e sensibilidade radicular.[15]

• Resultados estéticos melhorados devido à reflexão e manipulação mínimas dos retalhos.

• A manipulação do tecido papilar é mínima e a cicatrização é limitada ou inexistente.

• A recessão gengival pós-operatória é mínima ou inexistente.

6

• Verifica-se uma melhoria da altura e do contorno do tecido mole papilar e uma maior aceitação por parte dos doentes.[15]

DESVANTAGENS

• As desvantagens da cirurgia periodontal minimamente invasiva são o facto de o procedimento se tornar sensível à técnica devido à acessibilidade limitada.[15]

• O MIS necessita de instrumentos melhorados para o desbridamento de defeitos radiculares e ósseos.

• É difícil obter acesso aos defeitos palatais e não pode ser aplicado universalmente a todos os defeitos.[15]

CONSIDERAÇÕES GERAIS SOBRE A CIRURGIA PERIODONTAL MINIMAMENTE INVASIVA

• Todas as incisões são concebidas para conservar os tecidos moles e são efectuadas incisões separadas para evitar incisões contínuas e verticais.

• A cobertura do enxerto/membrana por tecido mole é conseguida para promover a regeneração periodontal, por exemplo, se o defeito ósseo estiver em áreas estéticas, a incisão é feita na papila palatina. Em seguida, os tecidos são reflectidos através de uma dissecação afiada ou de uma combinação de afiação e corte.[16]

• A visualização adequada do procedimento requer uma ampliação e uma fonte de luz, podendo ser utilizado um microscópio cirúrgico ou lupas com uma ampliação de 3,5.

• O desbridamento minucioso da superfície radicular com elevação limitada do retalho é conseguido utilizando instrumentos miniaturizados e scalers ultra-sónicos.[16]

PROCEDIMENTOS DE DIAGNÓSTICO

Os defeitos intra-ósseos foram classificados de acordo com a sua morfologia em termos de **paredes ósseas residuais, largura do defeito** (ou ângulo radiográfico) e em termos da sua **extensão topográfica à volta do dente.**[17]
Os defeitos de três paredes, duas paredes e uma parede foram definidos com base no número de paredes ósseas alveolares residuais[18] . Frequentemente, os defeitos intra-ósseos apresentam uma anatomia complexa que consiste num componente de três paredes na porção mais apical do defeito, e dois ou um componente de parede nas porções mais superficiais. Tais defeitos são frequentemente referidos como defeitos combinados.

Quando a presença de um defeito intraósseo é confirmada, a morfologia e a extensão do defeito ou a presença de defeitos adicionais nos dentes vizinhos devem ser cuidadosamente inspeccionadas.[18]

Este diagnóstico preciso é necessário para selecionar o tipo de abordagem cirúrgica e os materiais regenerativos a aplicar à condição clínica em causa. Todas as técnicas cirúrgicas propostas têm como fundamento comum a tentativa de preservar integralmente as papilas interdentárias associadas ao defeito e toda a gengiva queratinizada vestibular e lingual, através da aplicação de incisões intrasulculares.

Os retalhos tradicionais de preservação da papila são retalhos grandes e muito móveis que permitem uma ampla acessibilidade e visibilidade da área do defeito, para uma fácil aplicação de biomateriais e barreiras, e para o posicionamento coronal do retalho vestibular para cobrir barreiras e biomateriais.[18]

O MIST, pelo contrário, foi concebido para mobilizar apenas a papila associada ao defeito e para reduzir ao máximo a extensão do retalho.[18]

O Modified-MIST, baseado na elevação de um pequeno retalho vestibular, melhorou ainda mais este conceito, evitando a papila interdentária, bem como a dissecção e elevação do retalho palatino.[18]

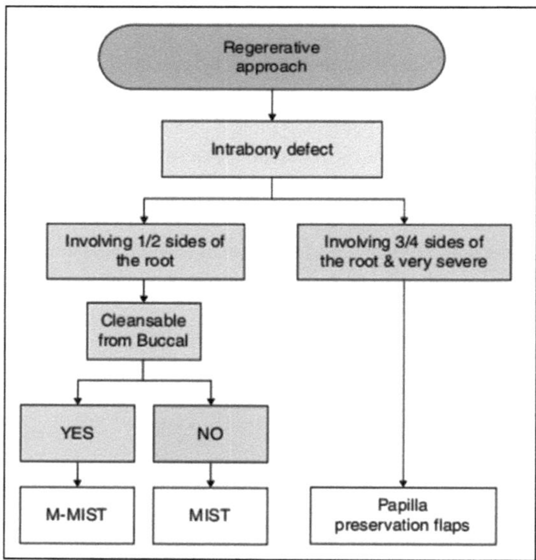

TÉCNICA CIRÚRGICA MINIMAMENTE INVASIVA (MIST)

CARACTERÍSTICAS DA NÉVOA

1) Incisão:

• As incisões intrassulculares são efectuadas ao longo dos dentes envolvidos no local interproximal, tendo uma extensão limitada para o lado bucal ou palatino/lingual.

• Os defeitos são abordados separadamente e evitam-se incisões contínuas.

• As incisões verticais de libertação são evitadas e, a nível interproximal, tenta-se conservar o máximo possível de tecido interdentário.[19]

• As duas incisões intra-sulculares são ligadas por uma incisão horizontal a cerca de 2-3 mm da crista papilar.

• Na zona estética, a incisão horizontal é colocada palatalmente, enquanto que na zona não estética, pode ser colocada bucal ou lingualmente.

• A técnica do túnel pode ser considerada como um procedimento cirúrgico periodontal minimamente invasivo (MIPS) para o tratamento da recessão, em que é preparado um túnel supra-periosteal sobre o local do defeito e o enxerto de tecido conjuntivo subepitelial é fixado com suturas.[19]

• Utilizando o MIPS, o enxerto de tecido conjuntivo subepitelial pode ser obtido utilizando uma técnica de incisão única em vez da técnica de incisão em alçapão.

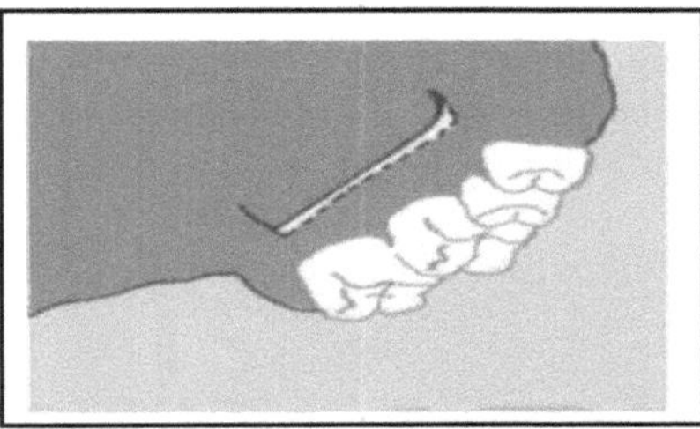

Técnica de incisão única para colheita de enxerto de tecido conjuntivo da região palatina

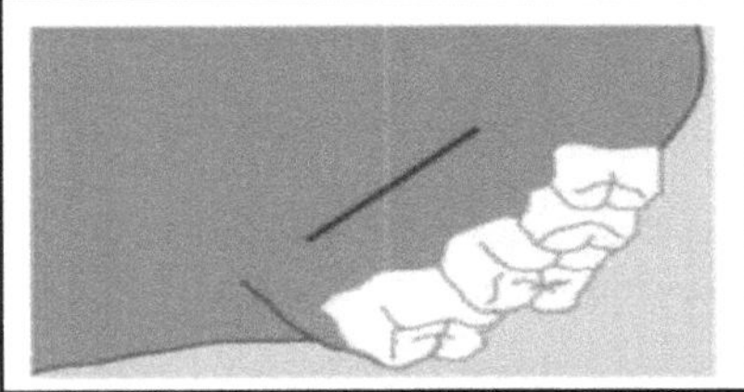

Técnica de alçapão para colheita de enxerto de tecido conjuntivo.

2) Reflexão da aba:

• Na MIPS, a reflexão do retalho é feita apenas através de dissecção afiada e a dissecção romba provoca o constrangimento do fornecimento de sangue à papila, levando ao achatamento pós-operatório e à formação de crateras na papila.

• São utilizadas facas e instrumentos periodontais miniaturizados. Devido à divisão do retalho, o periósteo é sempre deixado a cobrir a superfície óssea; assim, a perda óssea pós-cirúrgica e o edema são reduzidos.[19]

3) Preservação da papila:

• As modificações da técnica original de preservação da papila de **Takei (1985)** foram introduzidas por **Cortellini et al. (1995, 1999)** sob a forma de técnica de preservação da papila modificada (MPPT) e técnica de retalho de preservação da papila simplificada (SPPT) para a preservação do tecido interproximal em procedimentos regenerativos, dependendo da largura da região interdentária.[19]

4) Técnica de sutura:

• A sutura é um aspeto importante do MIPS, não apenas em termos do material de sutura, mas também da técnica.

• Os monofilamentos são preferidos em relação às suturas multifilamentares, uma vez que estas últimas provocam a contaminação dos tecidos devido à **"ação de absorção"** do material de sutura.

• Na região anterior, são preferidas as suturas verticais em colchão e, na região posterior, são preferidas as suturas em colchão modificadas para melhorar a adaptação óptima dos bordos da ferida.[19]

5) Utilização de microinstrumentos para um procedimento cirúrgico preciso.

6) Ampliação:

• Os procedimentos são efectuados sob ampliação sob a forma de lupas ou microscópios cirúrgicos.

• Os sistemas de iluminação com bandas de cabeça são utilizados para melhorar a visão.

• O objetivo é melhorar a acuidade visual sob ampliação para que o procedimento possa ser realizado com uma manipulação mínima dos tecidos.[19]

TÉCNICA CIRÚRGICA MINIMAMENTE INVASIVA (MIST) :

O MIST baseia-se na elevação da papila interdentária associada ao defeito, juntamente com retalhos vestibulares e linguais minimamente alargados. A incisão de entrada é efectuada no lado vestibular da papila interdentária, que é dissecada com duas abordagens diferentes, de acordo com a largura do espaço interdentário. A largura do espaço interdentário é medida com uma sonda periodontal como a distância entre as duas superfícies radiculares; a sonda periodontal é posicionada horizontalmente a cerca de 2 mm apicalmente à ponta da papila.[20] Nalguns casos, o espaço interdentário é desigual no aspeto vestibular e no aspeto lingual/palatino: por exemplo, frequentemente, o espaço interdentário entre o canino superior e o canino bicúspide é mais estreito no lado palatino do que no lado vestibular. Nestes casos, a medição deve ser efectuada no lado palatino. Em espaços interdentários estreitos (< 2 mm), é selecionado um corte diagonal vestibular, tal como descrito no retalho simplificado de preservação da papila (SPPF). Esta incisão começa no sulco interdentário do dente associado ao defeito: a microlâmina corre em direção ao ponto de contacto, estritamente intrasulcular, e depois atravessa diagonalmente a papila interdentária o mais próximo possível da ponta da papila (o ponto de contacto é o limite para o avanço intrasulcular interdentário da lâmina); a lâmina corta através da papila, atingindo a superfície radicular do dente associado à crista. Por outro lado, um corte horizontal vestibular é realizado em espaços interdentários largos (≥2mm), de acordo com a técnica de preservação da papila modificada (MPPT).[20]

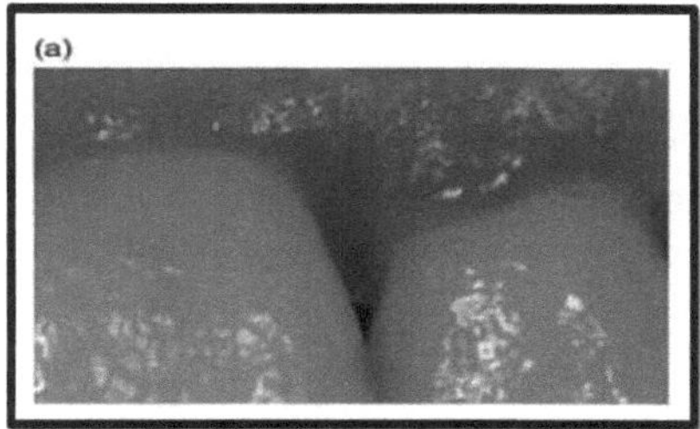

(A) O espaço interdentário entre o incisivo central e o lateral é estreito.

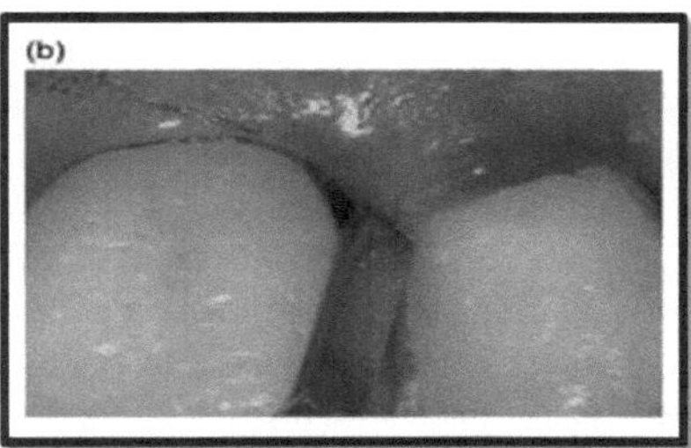

(B) A microblade é posicionada no espaço interdentário para efetuar uma incisão diagonal de acordo com os princípios da SPPF.

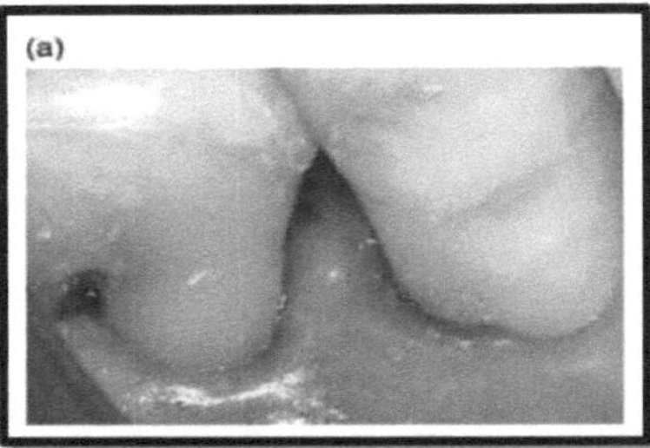

(A) O espaço interdentário entre o pré-molar e o molar é amplo.

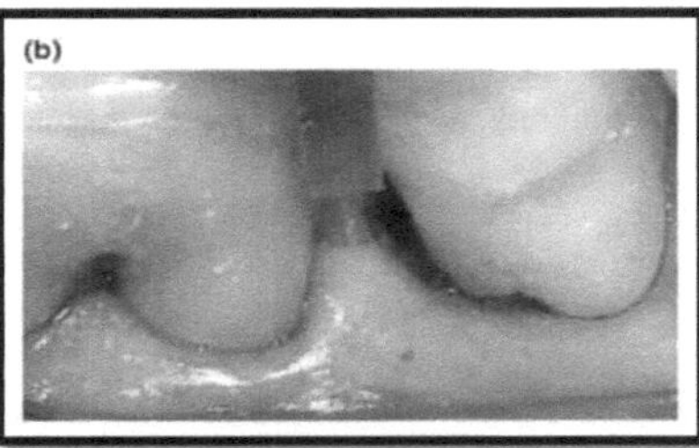

(B) A microblade é posicionada no espaço interdentário para efetuar uma incisão horizontal de acordo com os princípios da MPPT

O espaço interdentário entre o incisivo central e o incisivo lateral, tanto nas incisões SPPF como nas MPPT, a microlâmina tem como objetivo alcançar o osso subjacente e pode ser necessário passar o bisturi duas ou três vezes para obter uma separação nítida entre os tecidos moles interdentários vestibulares e linguais. A incisão vestibular é então continuada no sulco interdentário e vestibular do defeito e dos dentes associados à crista. A extensão mesio-distal é mantida a um mínimo, quando é feito um defeito interdentário isolado, a incisão não deve invadir as papilas interdentárias seguintes.[20]

A incisão lingual/palatina é muito semelhante à incisão bucal, devendo ter-se o cuidado de não danificar a papila associada ao defeito, mantendo a microlâmina estritamente intrasulcular. Tanto as incisões intrasulculares vestibulares como as linguais devem atingir o osso residual e, em seguida, os retalhos vestibulares e linguais de espessura total são elevados com pequenos elevadores periosteais para descobrir o defeito e a crista óssea residual.

A elevação corono-ápica destina-se a expor 1-2 mm de crista óssea, caso a elevação exija uma maior extensão apical (por exemplo, nos casos em que a(s) parede(s) óssea(s) vestibular(es) ou lingual(is) esteja(m) ausente(s) ou o defeito envolva uma área ampla do lado lingual), o retalho tem de ser estendido na direção mesial ou distal para permitir uma maior mobilidade do retalho.[20]

Estas incisões adicionais devem ser efectuadas apenas quando necessário e têm como objetivo aumentar o acesso ao defeito. Não são utilizadas incisões de espessura parcial. O objetivo da elevação do retalho é expor o bordo coronal da crista óssea residual. Na maioria dos casos, a reflexão do retalho bucal não envolve a junção mucogengival. Quando os retalhos vestibular e lingual são reflectidos, a destartarização e o alisamento radicular são efectuados com mini curetas e instrumentos sónicos/ultrassónicos.

O objetivo da instrumentação é remover completamente o tecido mole do defeito ósseo e desbridar e aplanar cuidadosamente a superfície da raiz. Uma vez completamente limpo, o defeito pode ser tratado com diferentes materiais regenerativos, tais como amelogeninas, factores de crescimento, enxertos ósseos autólogos, materiais de aloenxertos ou combinações. As membranas de barreira não devem ser utilizadas em combinação com a técnica MIST; a colocação de barreiras requer, de facto, uma maior extensão do retalho e, frequentemente, uma abordagem de espessura dividida, de acordo com o desenho cirúrgico da técnica de preservação da papila modificada e do retalho de preservação da papila simplificado.[20]
A utilização de amelogeninas também deve incluir a aplicação de EDTA durante 2 minutos na superfície radicular seca ao ar; a superfície radicular é então cuidadosamente lavada e suavemente seca ao ar para aplicar amelogeninas. A técnica de sutura baseia-se na aplicação de uma única sutura de colchão interna modificada (sugere-se a utilização de uma sutura de PTFE 6-0) para proporcionar um fecho por intenção primária da papila interdentária. O selamento por intenção primária pode ser melhorado através da aplicação de suturas de passagem adicionais (sugere-se a utilização de monofilamentos 6-0 ou 7-0), quando necessário.

TÉCNICA CIRÚRGICA MINIMAMENTE INVASIVA MODIFICADA (M-MIST):

Cortellini e Tonetti (2009) propuseram a técnica cirúrgica minimamente invasiva modificada. A técnica envolve a realização apenas de incisões intrasulculares vestibulares ao longo do defeito interdental. Uma incisão horizontal conecta a incisão intrasulcular O acesso cirúrgico é obtido através da pequena janela bucal. Um pequeno retalho triangular vestibular é refletido, preservando a fixação supracrestal. O tecido de granulação que preenche o defeito é dissecado com precisão e o desbridamento é efectuado com mini curetas e instrumentos eléctricos [21]

O encerramento primário é conseguido através de uma única sutura interna modificada em colchão. Isto aumenta consideravelmente o potencial de proporcionar espaço e estabilidade para a regeneração, deixando o tecido mole papilar interdentário ligado à superfície da raiz. Este método preserva a cobertura de tecido mole sobre o defeito. O fornecimento vascular do tecido papilar é mantido, melhorando assim a cicatrização pós-operatória e mantendo a estética. Esta técnica também evita a necessidade de utilizar qualquer biomaterial de suporte para a regeneração.[21]

ABORDAGEM CIRÚRGICA (M-MIST)

Elevação da aba

- A papila interdentária associada ao defeito foi abordada cirurgicamente com o retalho simplificado de preservação da papila quando a largura do espaço interdentário era de 2 mm ou mais estreita **(Cortellini et al. 1999)** ou com a técnica de preservação da papila modificada em locais interdentários mais largos do que 2 mm **(Cortellini et al. 1995)**.[21]
- A incisão interdental (SPPF ou MPPT) foi estendida até a face vestibular dos dois dentes

adjacentes ao defeito. Essas incisões foram estritamente intra-sulculares para preservar toda a altura e largura da gengiva, e sua extensão mesio-distal foi mantida no mínimo para permitir a reflexão de um retalho vestibular triangular para expor a borda coronal da crista óssea vestibular.

• Os tecidos papilares interdentários foram parcialmente dissecados na direção buco-lingual e corono-apical com uma microblade **(micro 6900, Advanced Surgical Technologies Sacramento, CA, EUA).**

• A microlâmina cortou os tecidos interdentários, separando a parte coronal (basicamente os tecidos supracrestais) da parte apical (ou seja, o tecido de "granulação" que preenche o componente intraósseo do defeito).

• A micro-lâmina foi introduzida com uma inclinação adequada para intercetar o lado vestibular da crista óssea lingual, o mais próximo possível do seu bordo coronal, para isolar o tecido de granulação que preenche o componente intraósseo do defeito dos tecidos papilares supra-crestais.

• Não foram realizadas incisões intrasulculares interdentais e/ou linguais. Os tecidos interdentários supracrestais, portanto, permaneceram presos ao cimento radicular do dente associado à crista, contínuos com o tecido palatino, e não foram deslocados.[21]

Desbridamento do defeito, aplicação de EMD e técnica de sutura:

• O tecido mole de granulação foi dissecado das paredes ósseas vestibulares e interdentais com a micro-lâmina e cuidadosamente removido com uma mini cureta afiada (Gracey, Hu-Friedy) por baixo da papila.

• O defeito foi desbridado com a utilização combinada de mini curetas e instrumentos eléctricos (Soniflex Lux, Kavo, Alemanha) e a raiz foi cuidadosamente aplainada.

• Mini-bisturis e instrumentos sónicos foram também cuidadosamente inseridos através da bolsa interdentária do dente associado ao defeito, entre a papila interdentária preservada e a superfície da raiz, para alcançar a superfície da raiz para desbridamento[21] .

• Foi tomado cuidado para evitar qualquer rutura da ligação fibrosa papilar à crista óssea e à raiz associada à crista, a fim de preservar a estabilidade da papila. No final da instrumentação, o EDTA foi aplicado na superfície da raiz durante 2 minutos e, em seguida, a área do defeito foi cuidadosamente lavada com soro fisiológico.

• Antes da aplicação do EMD, foi posicionada uma única sutura interna modificada em colchão no local do defeito.

• A sutura foi deixada solta. Finalmente, a sutura foi apertada para atingir o fecho primário da papila associada ao defeito **(Cortellini & Tonetti 2001, 2005, 2007a,b).**

• Quando foi observada hemorragia persistente no final da instrumentação do defeito/raiz, foi colocada suavemente   uma gaze humedecida com soro fisiológico no defeito durante 5 min para parar a hemorragia antes da aplicação do EDTA e EMD **(Cortellini & Tonetti 2007b, Cortellini et al. 2008).**

• Todos os procedimentos cirúrgicos foram efectuados com a ajuda de um microscópio operatório **(Global Protege, St Louis, MO 2006)** com uma ampliação de 4 a 16 **(Cortellini & Tonetti 2001, 2005)**[21] .

LOCAL TRATADO COM TÉCNICA CIRÚRGICA MINIMAMENTE INVASIVA MODIFICADA

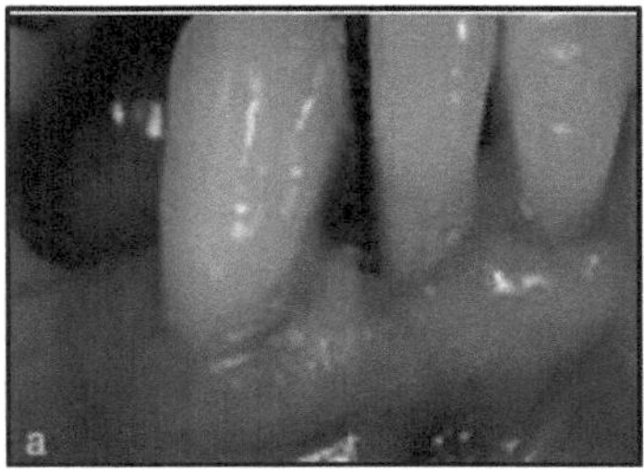

(A) Local tratado com técnica cirúrgica minimamente invasiva modificada (M-MIST)

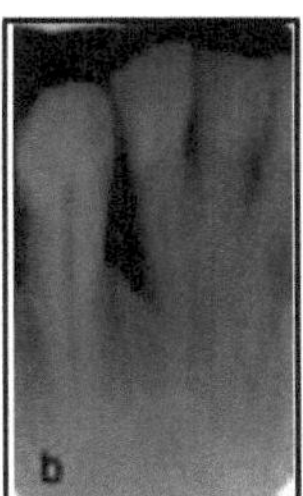

B) Radiografia pré-operatória mostrando a presença de um defeito intraósseo inter-dentário.

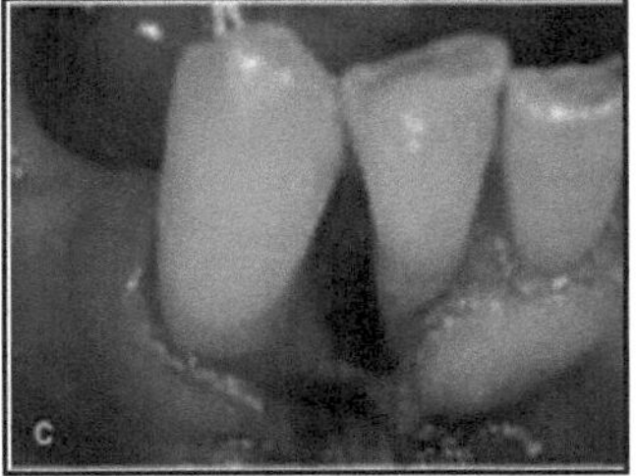

(C) Elevação de um retalho bucal M-MIST e desbridamento do defeito.

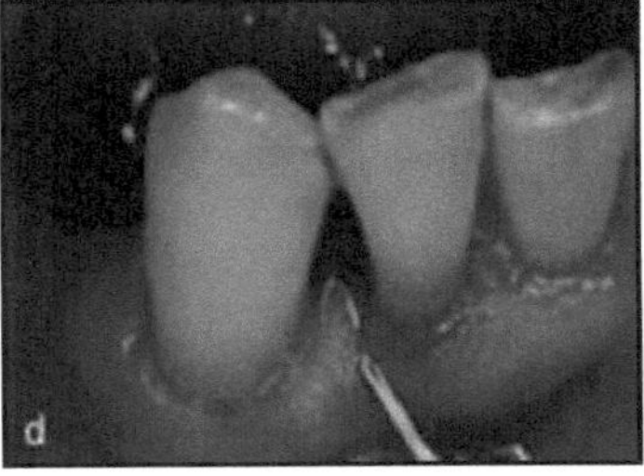

D) O encerramento primário da papila associada ao defeito foi obtido com uma sutura de colchoeiro interna modificada.

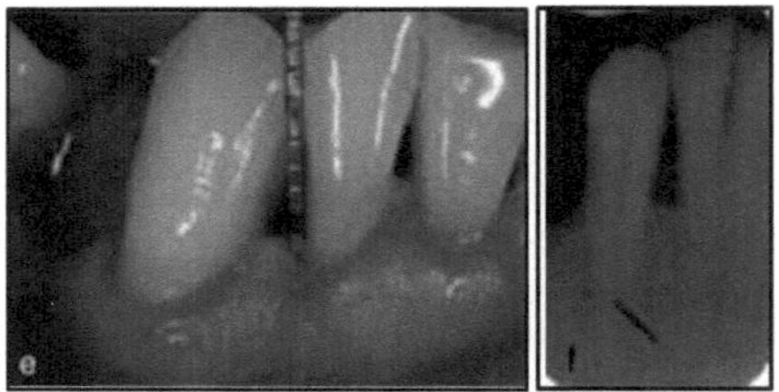

**E) A fotografia de 1 ano mostra um PPD residual de 3 mm
(E) e um CAL de 8 mm. Não se registou qualquer recessão gengival.
(F) Radiografia após 1 ano.**

LOCAL TRATADO COM M-MIST e EMD :

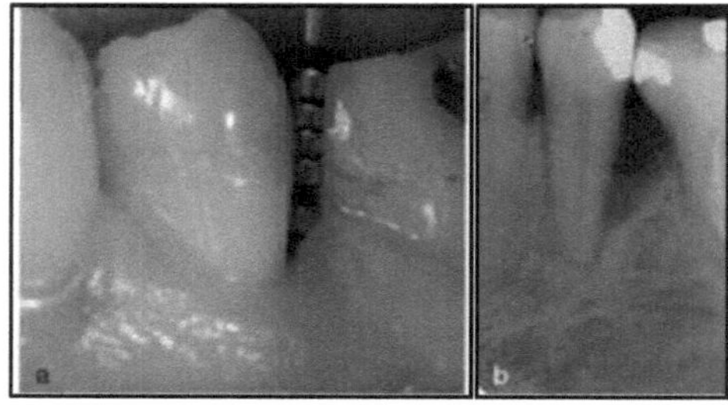

**(A) Local tratado com técnica cirúrgica minimamente invasiva modificada (M-MIST) e
derivado da matriz do esmalte (EMD).
(B) Radiografia pré-operatória mostrando a presença de um defeito intraósseo
interdentário profundo.**

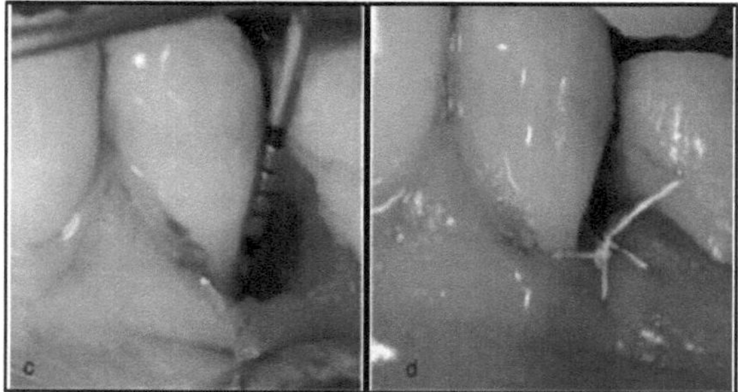

**(C) Após a elevação de um pequeno retalho bucal, o defeito foi desbridado.
(D) O EMD foi aplicado na superfície radicular seca ao ar e o encerramento primário
foi efectuado com uma sutura de colchoeiro interna modificada.**

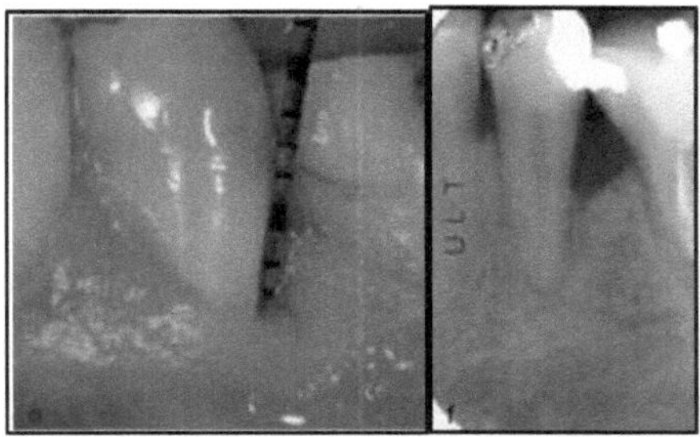

(E) A fotografia de 1 ano mostra um PPD residual de 2 mm e uma CAL de 5 mm. (F) A radiografia de 1 ano.

LOCAL TRATADO COM M-MIST e EMD e BMDX:

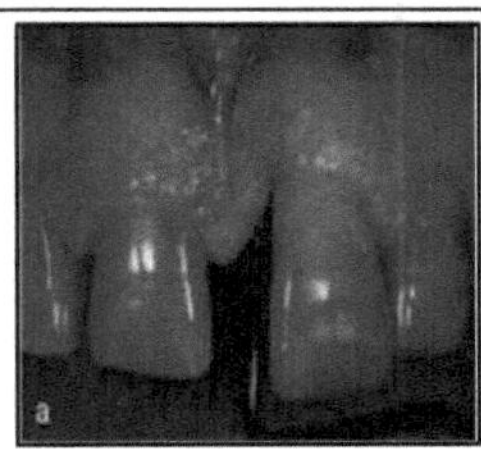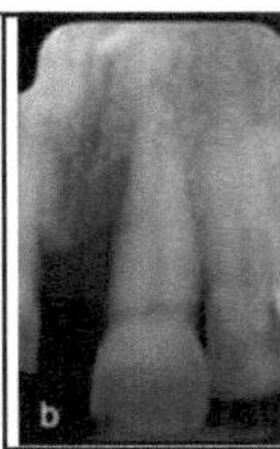

(A) Local tratado com técnica cirúrgica minimamente invasiva modificada (M-MIST) e derivado de matriz de esmalte (EMD) mais xenografia derivada de mineral ósseo (BMDX).
(B) Radiografia pré-operatória mostrando a presença de um defeito intraósseo interdentário profundo.

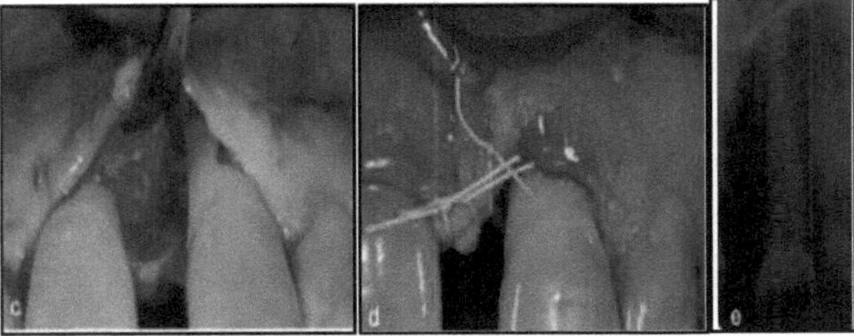

(C) Após a elevação de um retalho bucal, o defeito de 2 paredes foi desbridado.
(D) Foi aplicado o EMD1BMDX.
(E) Radiografia pós-operatória mostrando o BMDX enxertado para preencher o componente intraósseo do defeito.

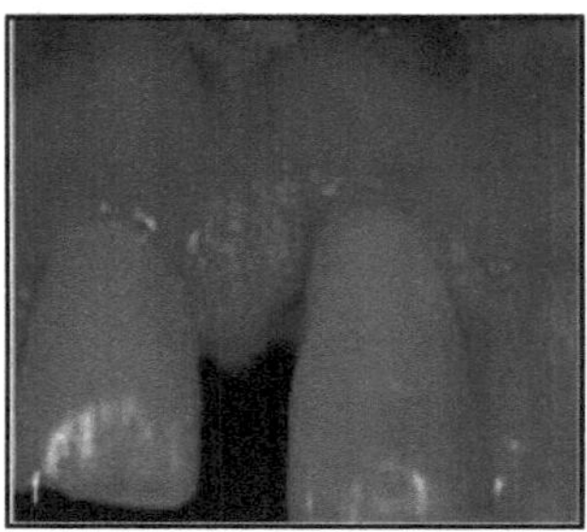

(F) O seguimento de 1 ano mostra a preservação dos tecidos moles interdentários.
A radiografia de 1 ano mostra a resolução completa do defeito intraósseo. As partículas de
BMDX são claramente detectáveis no interior da estrutura óssea

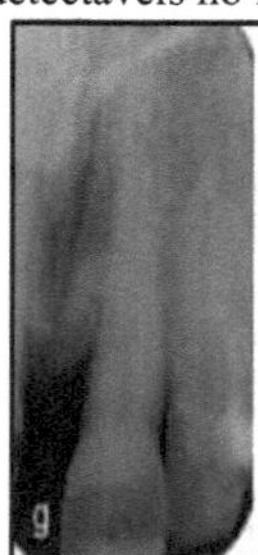

I. RETALHO DE PRESERVAÇÃO DA PAPILA MODIFICADO (CORTELLINI ET AL., 1995) :

A técnica limita-se apenas a espaços interdentários amplos (> 2 mm). É efectuada uma incisão horizontal na base do defeito, bucalmente. É refletido um retalho bucal de espessura total. A papila interdentária faz parte do retalho palatino, que também é refletido em toda a sua espessura. Uma membrana de barreira é colocada interdentalmente. Obtém-se o encerramento primário e os tecidos interproximais são reposicionados e suturados.[13]

A técnica de preservação da papila modificada (MPPT) foi desenvolvida para aumentar o espaço para regeneração e para alcançar e manter o fechamento primário do retalho na área interdental **(Cortellini et al. 1995c,d)**. Esta abordagem combina a gestão especial dos tecidos moles com a utilização de uma membrana autoportante reforçada com titânio, capaz de manter um espaço supra-alveolar para a regeneração.

A MPPT permite o encerramento primário do espaço interdentário, resultando numa melhor proteção da membrana contra o ambiente oral **(Cortellini et al. 1995d)**. A técnica envolve a elevação de um retalho palatino de espessura total que inclui toda a papila interdental. O retalho bucal é mobilizado com incisões periosteais verticais, posicionado coronalmente para cobrir a membrana, e suturado ao retalho palatino através de uma sutura horizontal interna cruzada sobre a membrana.[22]

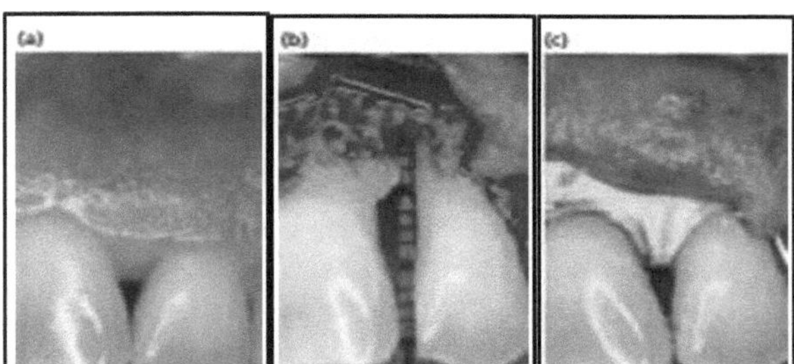

A,B) Incisivo lateral maxilar esquerdo com um defeito intraósseo interproximal profundo na superfície mesial.
(C) Os retalhos são levantados de acordo com a técnica de preservação da papila modificada, e uma membrana de barreira reforçada com titânio é colocada sobre o defeito.

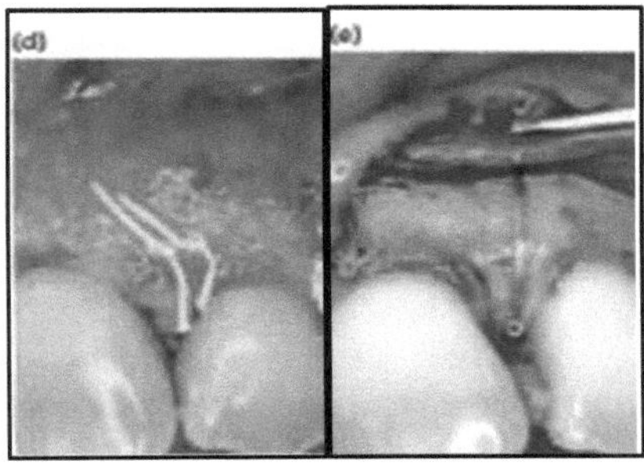

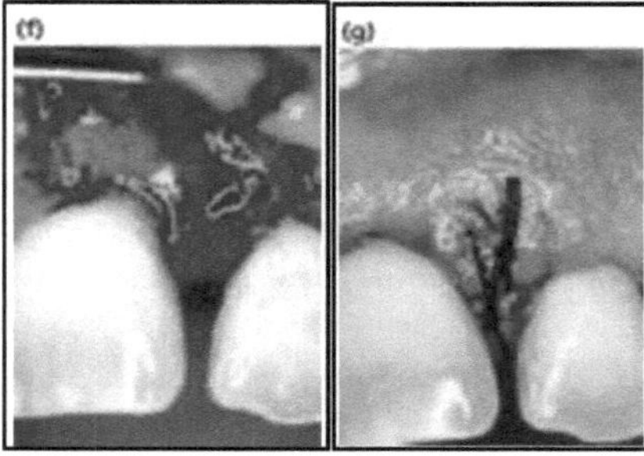

(D) Através da deslocação coronal do retalho e da preservação da papila interdentária, a membrana é completamente coberta.

(E,F) Após 6 semanas de cicatrização pós-operatória sem intercorrências, a membrana foi removida.

(G) O tecido recém-formado estava completamente coberto.

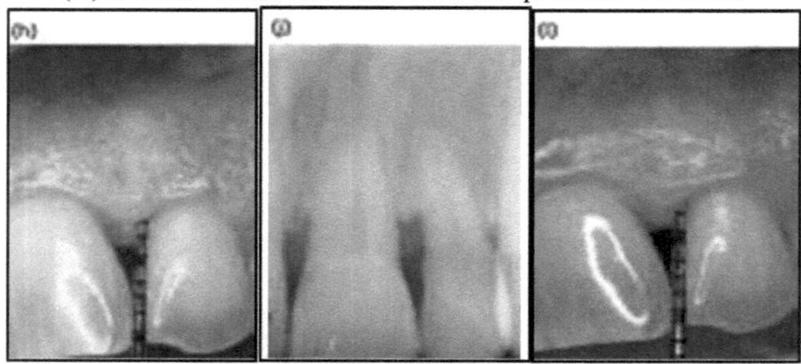

(H) Ao fim de 1 ano, a profundidade residual da bolsa de sondagem era de 2 mm e não se observava qualquer recessão vestibular ou interdentária.

(I) Radiografia efectuada aos 6 anos

(K) A imagem clínica mostrou a integridade da papila interdentária com uma óptima preservação do aspeto estético.

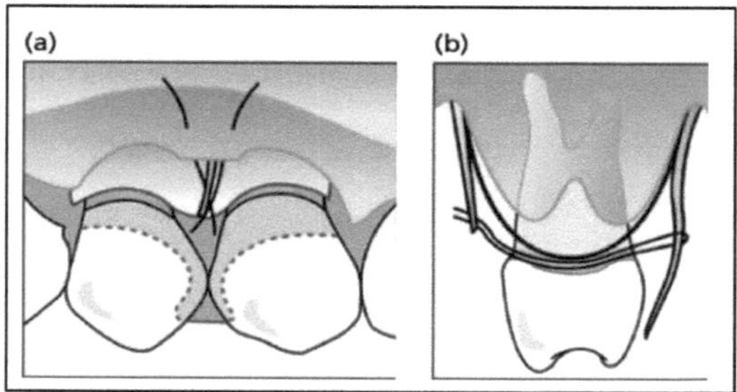

Sutura para obter o posicionamento coronal do retalho bucal: ilustração esquemática da sutura horizontal cruzada do colchão interno entre a base da papila palatina e o retalho bucal imediatamente coronal à junção mucogengival.

(A) Vista bucal (B) Vista mesiodistal.

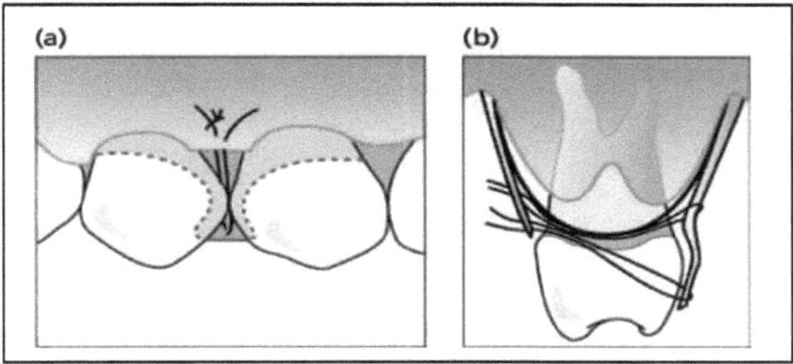

Sutura para obter um fecho primário sem tensão do espaço interdentário: ilustração esquemática da sutura vertical interna do colchão entre a porção mais coronal do retalho palatino (que inclui a papila interdentária) e a porção mais coronal do retalho bucal.
(A) Vista bucal
(B) Vista mesiodistal

Um tipo alternativo de sutura para fechar os tecidos interdentários foi proposto pelo **Dr. Lars Laurell.** Esta sutura de colchão interno modificada começa na superfície externa do retalho vestibular, atravessa a área interdental e passa pelo retalho lingual na base da papila.

A sutura volta a passar pela superfície externa do retalho lingual e pela superfície interna do retalho vestibular, a cerca de 3 mm de distância das duas primeiras mordidas. Finalmente, a sutura é passada através da área interdentária acima dos tecidos papilares, passada através do laço da sutura no lado lingual e trazida de volta para o lado bucal, onde é atada.
Esta sutura é muito eficaz para garantir a estabilidade e o fecho primário dos tecidos interdentários[22]

II. RETALHO SIMPLIFICADO DE PRESERVAÇÃO DA PAPILA (CORTELLINI ET AL., 1999) :

Nos casos em que os espaços interdentários são estreitos (< 2 mm), é utilizada uma técnica simplificada de retalho de preservação da papila. É feita uma incisão oblíqua ao longo da papila associada ao defeito, desde a margem gengival no ângulo da linha vestibular do dente envolvido até à porção interproximal média da papila sob o ponto de contacto do dente adjacente. São feitas incisões intra-sulculares ao longo do defeito e são reflectidos pequenos retalhos bucais e linguais. É reflectido um retalho bucal de espessura parcial e um retalho palatino de espessura total, incluindo
a papila bucal está elevada.
O desbridamento do defeito é efectuado através de uma dissecção nítida do tecido mole na região interdentária, utilizando mini curetas e instrumentos eléctricos. É efectuado o condicionamento da superfície da raiz. Os tecidos interdentários são reposicionados e suturados com suturas de colchoeiro internas modificadas e obtém-se o encerramento primário da papila.

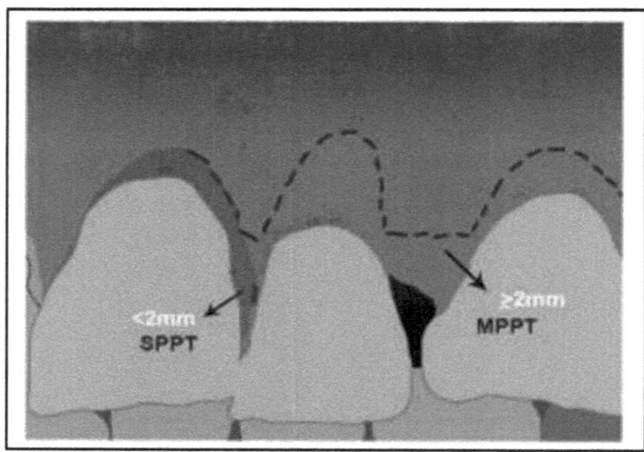

Desenho da incisão no caso da técnica de retalho de preservação da papila simplificada (SPPT) e da técnica de retalho de preservação da papila modificada (MPPT)

Para ultrapassar alguns dos problemas técnicos encontrados com a técnica do retalho de preservação da papila modificado (MPPT), foi posteriormente desenvolvida uma abordagem diferente, o retalho de preservação da papila simplificado (SPPF) **(Cortellini et al. 1999a).**
Esta abordagem simplificada à papila interdentária inclui uma primeira incisão através da papila associada ao defeito, começando na margem gengival no ângulo da linha vestibular do dente envolvido e estendendo-se até à porção interdentária média da papila sob o ponto de contacto do dente adjacente. Esta incisão oblíqua é efectuada mantendo a lâmina paralela ao longo eixo dos dentes, de modo a evitar o adelgaçamento excessivo dos restantes tecidos interdentários.[22]
A primeira incisão interdental oblíqua é continuada intrasulcularmente na face vestibular dos

dentes vizinhos ao defeito. Após a elevação de um retalho bucal de espessura total, os tecidos remanescentes da papila são cuidadosamente dissecados dos dentes vizinhos e da crista óssea subjacente. Os tecidos papilares interdentários no local do defeito são suavemente elevados juntamente com o retalho lingual/palatino para expor completamente o defeito interdentário. Após o desbridamento do defeito e o alisamento radicular, são efectuadas incisões de libertação vertical e/ou incisões periosteais, quando necessário, para melhorar a mobilidade do retalho bucal. Após a aplicação de uma membrana protetora, o fechamento primário dos tecidos interdentais acima da membrana é tentado na ausência de tensão, com as seguintes suturas:[22]

1. Uma primeira sutura horizontal interna em colchão (sutura offset em colchão) é posicionada no espaço interdentário associado ao defeito, desde a base (perto da junção mucogengival) do tecido queratinizado no aspeto médio-bucal do dente não envolvido no defeito até uma localização simétrica na base do retalho lingual/palatino.
Esta sutura roça na superfície da raiz interdental, fica pendurada na crista óssea interdental residual e é ancorada no retalho lingual/palatino. Quando atada, permite o posicionamento coronal do retalho vestibular. É importante notar que esta sutura, assente na crista óssea interdentária, não provoca qualquer compressão na porção média da membrana, impedindo assim o seu colapso para dentro do defeito.[22]

2. Os tecidos interdentários acima da membrana são então suturados para obter o encerramento primário com uma das seguintes abordagens: uma sutura interrompida quando o espaço interdentário é estreito e os tecidos interdentários são finos; duas suturas interrompidas quando o espaço interdentário é mais largo e os tecidos interdentários são mais espessos; uma sutura interna vertical/oblíqua em colchão quando o espaço interdentário é largo e os tecidos interdentários são espessos.[22]

Deve ter-se especial cuidado para garantir que a primeira sutura horizontal do colchão alivia toda a tensão nos retalhos e para obter o encerramento passivo primário dos tecidos interdentários sobre a membrana com a segunda sutura. Quando se observa tensão, as suturas devem ser removidas e o fecho passivo primário deve ser tentado novamente.

III. TÉCNICA DE PIN HOLE :

Uma técnica recentemente desenvolvida para atingir o recobrimento radicular é a Técnica Cirúrgica Pinhole (PST) descrita por Chao. Esta abordagem inovadora envolve a separação da gengiva e do periósteo do osso subjacente com instrumentos inseridos através de um orifício criado na área vestibular do dente envolvido, enquanto se preenche a papila interproximal minada com tiras de uma membrana bioreabsorvível, em vez de transferir tecido gengival do palato para a área de recessão.[23]

Vantagens :

• A vantagem desta técnica é a preservação dos tecidos gengivais e do seu fornecimento de sangue, ao mesmo tempo que liberta o retalho da sua fixação apical para facilitar a deslocação coronal e uma cobertura radicular adequada.
• Para além disso, a ausência de um local cirúrgico secundário pode eliminar a dor e o desconforto que acompanham os procedimentos de recobrimento radicular.[23]

A Técnica Cirúrgica Pinhole (PST) é outro exemplo de um avanço recente na cirurgia minimamente invasiva de enxerto de tecidos moles que combina instrumentação cirúrgica especializada e uma modificação da técnica do túnel.
A PST é uma técnica de túnel modificada que utiliza incisões "pinhole" feitas na mucosa alveolar com uma agulha de seringa. O número destas incisões em "pinhole" é determinado pelo número de dentes que precisam de ser tratados, e as incisões são colocadas 6-7 mm acima da junção mucogengival.[23]

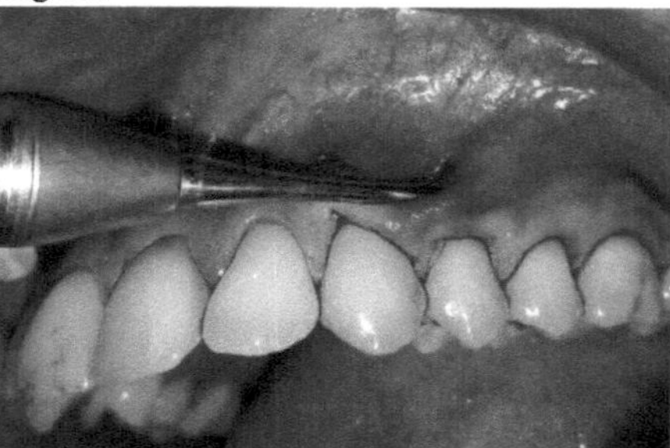

Em seguida, são utilizados instrumentos especializados para elevar o envelope mucoperiosteal de tecido que pode ser avançado coronalmente a partir do nível do tecido original até 3-5 mm acima do nível desejado de cobertura de tecido.

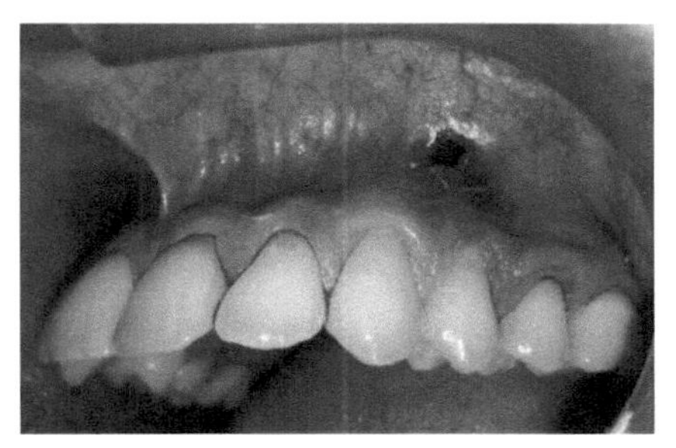

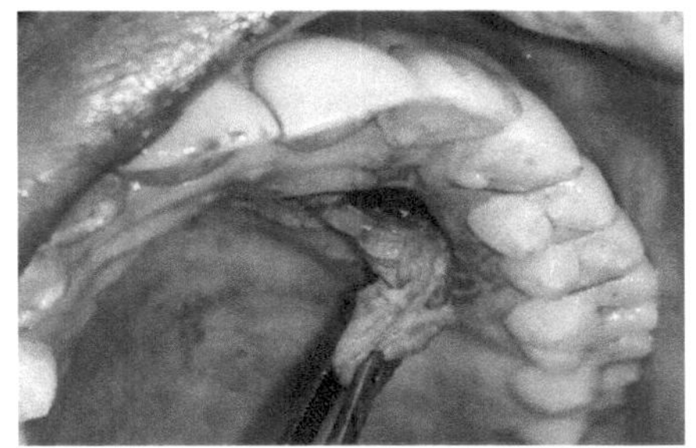

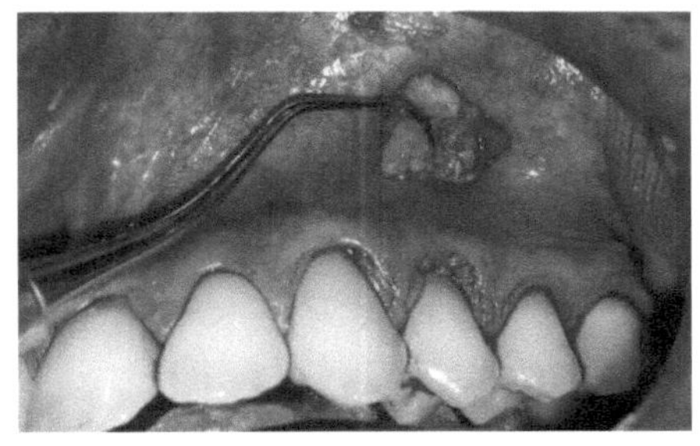

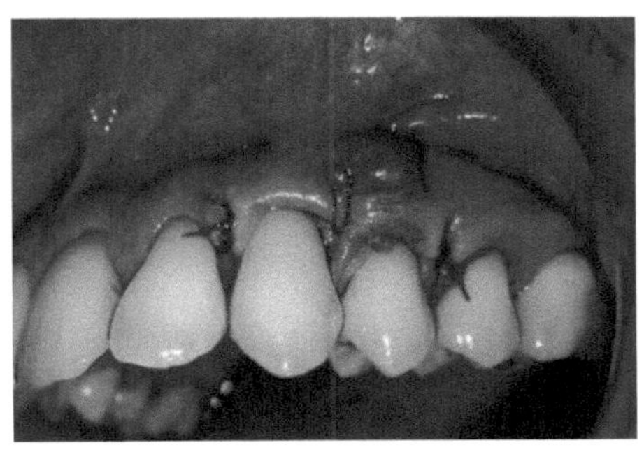

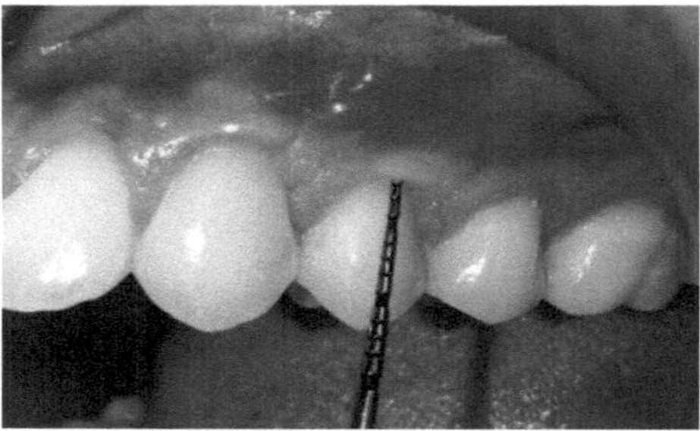

O protocolo PST original não defende a necessidade de suturar os retalhos de tecido. A ideia é que o processo de coagulação por si só manterá o tecido no nível avançado desejado. Mais uma vez, alguns médicos desviam-se deste protocolo e utilizam suturas de sling para garantir que o tecido se mantém posicionado coronalmente.

IV. TÉCNICA DE FURO DE BOTÃO

A técnica é amplamente utilizada para corrigir as deficiências do rebordo que são muito ligeiras nos locais de implantes ou próteses parciais fixas.[24]

Sob anestesia local, o local recetor foi preparado. Utilizando uma lâmina 15c, foi efectuada uma incisão horizontal ligeiramente palatina à crista da área a tratar, unindo e estendendo-se interproximalmente entre os ângulos da linha palatina dos dentes adjacentes ao local recetor.

Duas incisões verticais ligeiramente biseladas internamente e divergentes foram desenhadas nos ângulos das linhas distal e mesial dos dentes adjacentes para além da junção mucogengival (MGJ) para levantar um retalho trapezoidal. Deve ser levantado um retalho de espessura total ou dividida, dependendo da espessura do tecido sobrejacente. O retalho deve manter 1,0 mm de espessura para permitir um fornecimento adequado de sangue.[24]

Foi colhido um enxerto de tecido conjuntivo (CTG) do palato. Isto deve ser feito utilizando uma técnica de incisão única ou múltipla, de forma a maximizar o tecido dador e a respeitar o feixe neurovascular palatino. O volume do defeito a ser tratado e a espessura do tecido disponível no local do dador determinam a espessura do enxerto. O enxerto foi então adaptado e fixado ao leito recetor para evitar um espaço morto.

Uma incisão periosteal libertadora foi colocada na base do retalho a ser avançado para obter o encerramento primário. Em caso de passividade inadequada do retalho libertado e para minimizar o encurtamento vestibular, deve ser efectuada uma incisão horizontal vestibular à altura da JMg, com uma lâmina 15c nova. Com uma ligeira tensão aplicada ao retalho, foi efectuada uma incisão transversal da parte externa para a parte interna do retalho, criando uma abertura em "casa de botão". O tamanho (comprimento mesio-distal) da casa de botão é determinado pelo fornecimento de sangue que será necessário para nutrir a porção mais coronal do retalho.[24]

O desenho não deve deixar menos de 2,0 a 2,5 mm de tecido "em ponte" em cada extremidade da incisão. Por conseguinte, se as incisões verticais estiverem separadas por 6 mm, a incisão da casa de botão não terá mais de 3,0 mm de comprimento. O CTG foi deixado exposto através da abertura da casa de botão. Em alguns casos, quando existe uma laxidez adequada do tecido, são colocadas suturas absorvíveis de baixa tensão para aproximar as margens da janela criada.

A presença da casa de botão não impede a cicatrização normal do CTG subjacente. Tanto a presença da incisão horizontal secundária (casa de botão) como uma incisão periosteal de libertação na base do retalho primário destinavam-se a facilitar o encerramento da ferida sem tensão com material absorvível, sem deslocação coronal da JMG.[24]

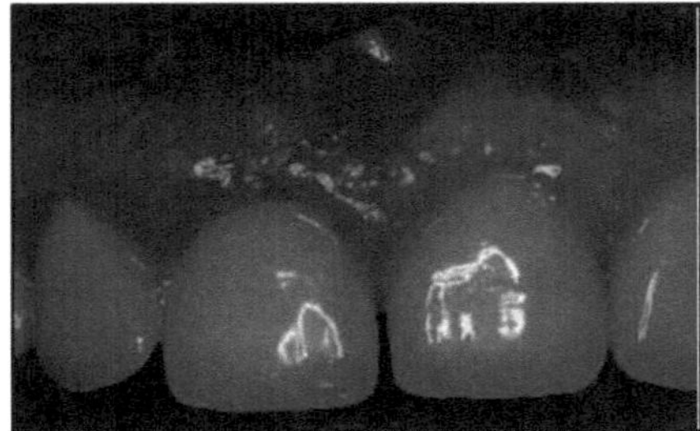

Vista pré-operatória antes da extração cirúrgica do incisivo central direito

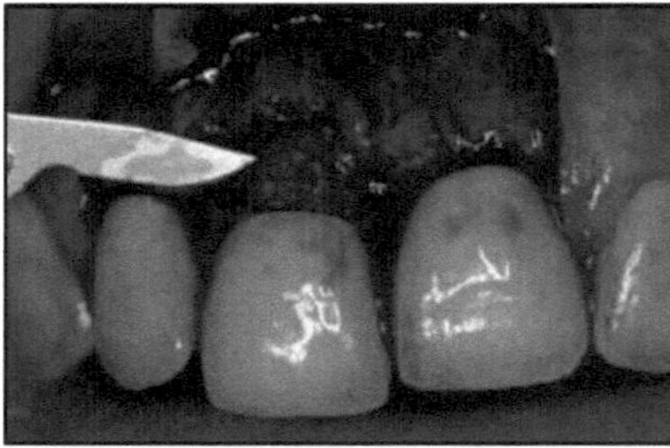

Uma deformidade combinada estava presente no aspeto vestibular da área.

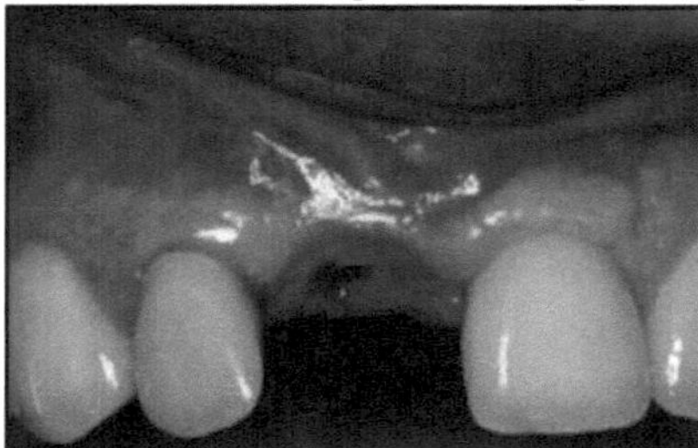

Após a reflexão do retalho, as incisões verticais foram colocadas ligeiramente divergentes para maximizar o fornecimento de sangue.

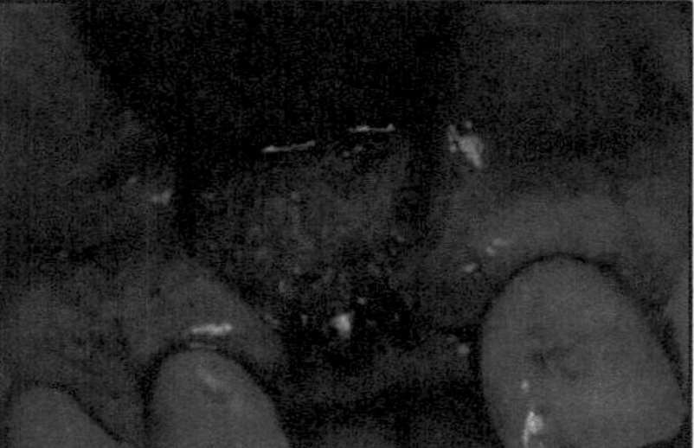

Aspeto intra-cirúrgico do incisivo central fracturado antes da extração

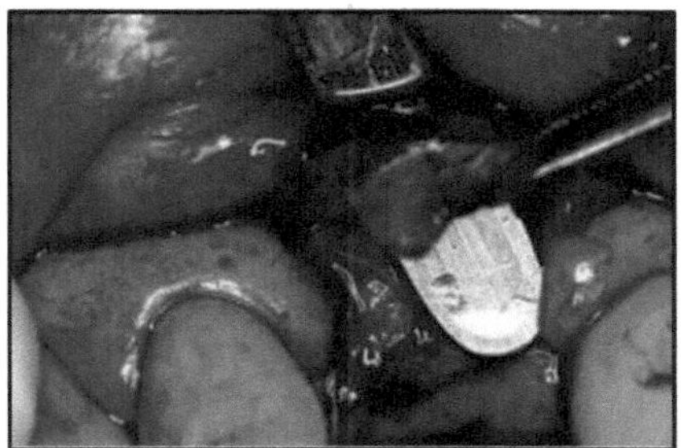

Uma incisão transversal colocada na JMJ.

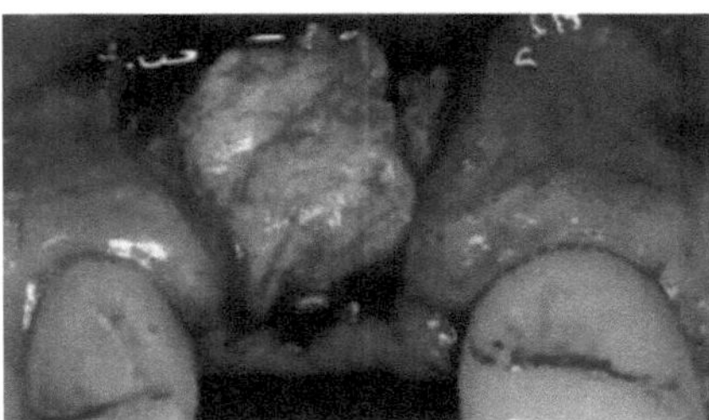

A abertura da casa de botão permite o avanço coronal do retalho sem tensão e sem alterar a posição do MGJ

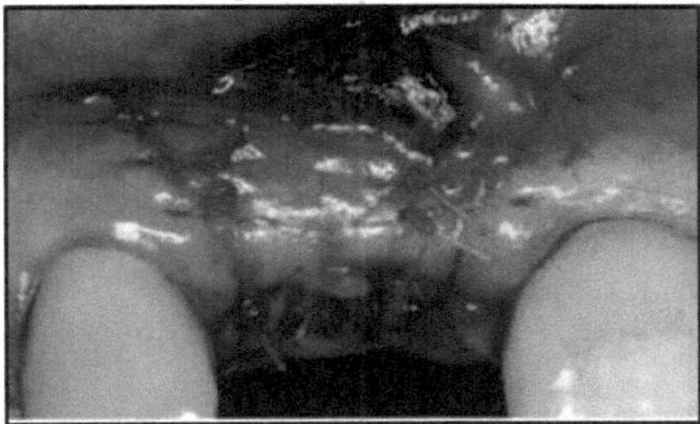

O retalho foi posicionado coronalmente sem tensão e suturado sobre o CTG. A janela da casa de botão foi deixada completamente aberta.

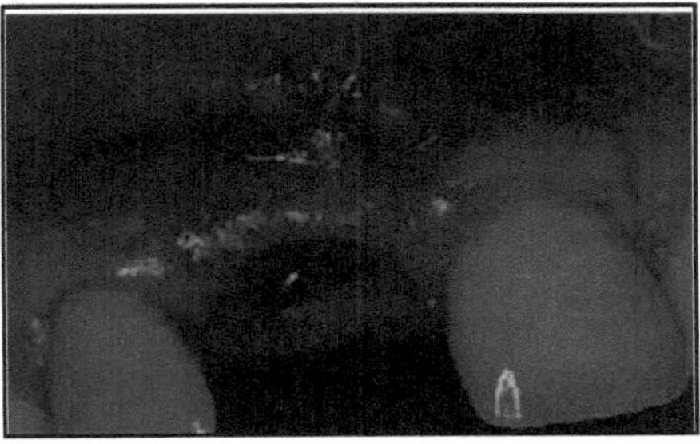

Cicatrização da zona tratada.

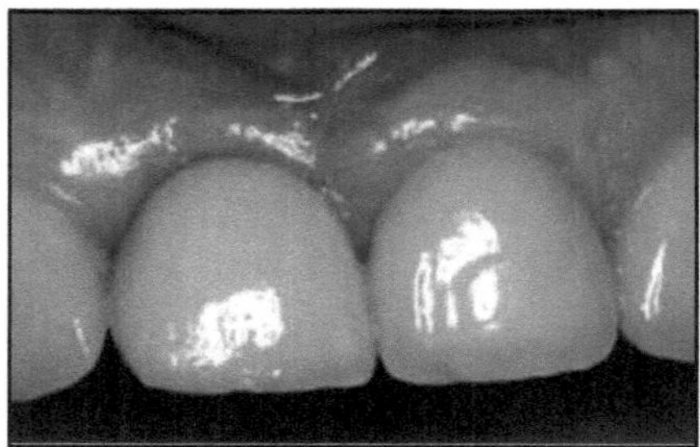

Restauro final.

A técnica transmucosa de avanço do retalho combinada com um CTG para aumento do volume dos tecidos moles, descrita neste caso, proporciona um método eficiente e previsível de aumentar a espessura dos tecidos moles para a dentisteria restauradora estética.

Vantagens :

As vantagens desta modalidade em comparação com outras técnicas cirúrgicas semelhantes aplicadas ao aumento dos tecidos moles incluem:

1) Aplicabilidade a uma variedade de defeitos do rebordo e situações clínicas (ou seja, rebordos edêntulos ou rebordos tratados com implantes antes da restauração protética final)
2) Tensão reduzida do retalho, permitindo um fecho mais preciso da incisão primária;
3) Avanço coronal reduzido da JMJ;
4) Manutenção ou aumento da largura do tecido queratinizado;
5) Menor redução vestibular;
6) Menos intervenções cirúrgicas (um passo); e
7) Por extensão, redução do tempo de tratamento.

Ao longo dos anos, foram sugeridos vários procedimentos cirúrgicos para a correção de defeitos do rebordo com tecido mole. Abrams descreveu a "técnica do rolo", reservada principalmente para defeitos pequenos e horizontais. Seibert sugeriu a utilização de um enxerto onlay de espessura total. Esta técnica foi limitada pela cicatrização inconsistente da ferida e pela combinação de cores.[25]

Langer e Calagna (1982) combinaram um retalho pediculado com um CTG palatino e melhoraram a previsibilidade da cicatrização e da cor. Este se tornou o modelo para a maioria dos procedimentos até hoje. No entanto, esta modalidade, apesar de inovadora, não está isenta de algumas preocupações. Tanto no aumento do rebordo de tecido mole como no de tecido duro, a presença do enxerto resulta num aumento volumétrico da área tratada.[26]

Consequentemente, para facilitar a cobertura do enxerto e o fechamento primário da ferida sem tensão, incisões de liberação periosteal são feitas na base do retalho. Esta deslocação coronal do retalho resulta frequentemente numa alteração da posição do MGJ e numa redução da profundidade vestibular da área tratada. Em certos casos, estes resultados requerem uma revisão cirúrgica, aumentando o tempo de tratamento e a potencial morbilidade do doente.[26]

Tarnow (1986) introduziu o **"retalho semilunar posicionado coronalmente"**. Esta técnica utiliza uma incisão semilunar colocada apical e paralelamente à margem gengival livre. O retalho de espessura dividida permanece ligado à papila lateral, de onde recebe seu suprimento sanguíneo, e é deslocado coronalmente sem tensão sobre a raiz desnudada. Não há alteração da JMG ou redução da profundidade vestibular.[27]

Cabrera e Butler (2005) sugeriram a utilização de uma incisão de libertação vestibular para facilitar o avanço do retalho sobre um CTG e para aprofundar simultaneamente o vestíbulo. Estas técnicas são particularmente aplicáveis em casos que combinam uma recessão gengival com pouca ou nenhuma gengiva aderida, um vestíbulo pouco profundo e uma fixação elevada do frénulo.[28]

Em ambas as técnicas, o fornecimento de sangue, que mantém a viabilidade do retalho, é derivado dos tecidos laterais ao local da cirurgia. Estas modalidades diferem da técnica de botoeira em vários aspectos. As incisões de libertação apical são de espessura dividida, em vez de serem passadas, e são colocadas na profundidade do vestíbulo, em vez de serem colocadas na JMG. No entanto, são semelhantes na medida em que permitem uma maior mobilidade do retalho sem sacrificar a integridade vascular.[28]

A técnica buttonhole combina os conceitos de "CTG subepitelial", 'retalho semilunar coronalmente avançado" e "incisão de libertação vestibular" para cobertura radicular e aplica-os ao aumento do rebordo. A presença de uma incisão transversal na JMg limita o seu deslocamento coronal no local tratado. Permite o avanço e o fechamento do retalho sem tensão e sem comprometimento pós-cirúrgico. Embora este relato de caso trate especificamente do aumento do rebordo de tecidos moles, esta técnica pode ser aplicada a outras situações clínicas em que é necessário um CTG e um retalho avançado coronalmente (por exemplo, implantologia) e numa grande variedade de defeitos.[24]

Uma nova variação da técnica de cirurgia plástica periodontal foi descrita neste relato de caso. Oferece vantagens consideráveis em relação às modalidades anteriores, utilizando ferramentas que já fazem parte do arsenal cirúrgico do periodontista, sem aumentar o tempo de tratamento ou a morbilidade do paciente. São necessários mais dados clínicos e ensaios de investigação controlados para apoiar a utilização rotineira desta técnica na prática quotidiana.[21]

<h1 style="text-align:center">V. TÉCNICA DO TÚNEL</h1>

Atualmente, o enxerto de recobrimento radicular pode ser realizado com uma técnica de túnel minimamente invasiva, utilizando um aloenxerto em vez de tecido de dador palatino[29] . Foi demonstrado que os aloenxertos resultam num recobrimento radicular previsível e num aumento da espessura gengival marginal equivalente ao CTG, ao mesmo tempo que reduzem a morbilidade associada à colheita de tecido de dador palatino[30] .

Uma vantagem distinta quando são utilizados aloenxertos é que podem ser tratados vários dentes numa só consulta, sem preocupação com a quantidade de tecido palatino disponível. Existem dois elementos separados para esta técnica de enxerto de tecido mole minimamente invasiva:

(i) A preparação do local do recipiente refinado

(ii) A eliminação da zona doadora palatina.

Indicações para as incisões papilares[31] :

• A técnica de tunelização pode ser utilizada para aumentar locais com um mínimo de gengiva aderida.

• Em locais com tecido muito fino e sem exposição radicular, o método de preparação do local intrasulcular é difícil, especialmente na região anterior da mandíbula, onde a largura da raiz e a largura sulcular são pequenas.

• Nestes locais, uma incisão de libertação papilar proporciona o maior acesso necessário para a dissecção e colocação do enxerto.

• As incisões papilares devem ser limitadas à papila entre o canino e o incisivo lateral quando se trata da região anterior da mandíbula.

• Isto permitirá o acesso a um túnel sob as papilas restantes, que actuará para evitar a retração apical da bolsa e contribuirá para a estabilidade da ferida.

• Ao manter as três papilas na linha média, o stress da tração muscular na linha média é distribuído pelas três papilas e a probabilidade de uma única papila fraca se rasgar é reduzida.

Vantagens:

• As vantagens da eliminação das incisões verticais na técnica de preparação do local recetor em túnel incluem um maior grau de cobertura radicular, uma melhor evolução pós-operatória e uma melhor estética[31] .

• Verificou-se também que a técnica do túnel resulta numa melhor evolução pós-operatória em comparação com um retalho em envelope sem incisões verticais mas com incisões papilares[31]
.

• As desvantagens da técnica do túnel incluem a maior dificuldade técnica, especialmente na

32

presença das limitações descritas anteriormente. [31]

• A segunda caraterística principal do enxerto de tecido mole minimamente invasivo é a eliminação do local doador palatino.

• A técnica do túnel proporciona um método de preparação do local minimamente invasivo adequado para tecido de dador autólogo ou alogénico e pode ser utilizada sem um dador como uma bolsa coronalmente avançada em locais de recessão de classe I de Miller com dimensões adequadas de gengiva anexada[32] .

• A substituição de um aloenxerto no lugar de um dador palatino proporciona vantagens adicionais no enxerto de tecidos moles.

• A vantagem mais óbvia é a redução da morbilidade pós-operatória, dos potenciais efeitos secundários e do incómodo para o doente associado à cirurgia de dador palatino[33] .

Procedimento cirúrgico:

Preparação do local intra-sulcular
• A caraterística principal da técnica do túnel é a eliminação das incisões superficiais tradicionais e da reflexão do retalho.

• O local recetor é preparado através da entrada no sulco para criar uma bolsa facial ao dente ou dentes a tratar.

• Se forem tratados vários dentes adjacentes, a abertura de túneis sob as papilas liga as bolsas criadas na face a cada dente.

• Um aloenxerto é cortado à medida e colocado dentro da bolsa, e o enxerto e a bolsa são avançados coronalmente para cobrir completamente a raiz exposta.

• A preparação do local começa com uma incisão intrassulcular efectuada desde a base do sulco até à crista alveolar, utilizando uma faca intrassulcular de corte final (Hu-Friedy, Chicago, IL)[34] .

• Esta incisão deve estender-se horizontalmente desde o ângulo da linha mesiolingual até ao ângulo da linha   distolingual de cada dente a ser tratado, bem como de um dente adicional mesial e distal a estes dentes.

• Esta incisão inicial permite o acesso à reflexão romba subperiosteal com um elevador microcirúrgico Allen (Hu-Friedy, Chicago, IL).

• O reflexo rombo deve estender-se lateralmente sob o aspeto facial das papilas e apicalmente cerca de 3,0 mm para além da junta MG e de quaisquer cortes ósseos inferiores.

• As papilas são elevadas a partir da crista interdentária com uma cureta Younger-Good 7/8[34] .

Preparação da raiz

• A preparação da raiz é realizada com curetas e/ou um instrumento ultrassónico com uma ponta de diamante de lado seguro (Varios 750, Brasseler USA, Savannah, GA) após a mobilização do tecido marginal para permitir a remoção de restaurações superficiais, a eliminação de porções angulares da lesão cervical e a criação de uma superfície uniforme da raiz sem danificar o tecido mole.

• O EDTA é aplicado na superfície da raiz para remover a camada de esfregaço.

• O passo seguinte é a extensão apical e a mobilização da bolsa através de uma dissecção afiada com uma Faca Orban Modificada (Hu-Friedy, Chicago, IL)[35] .

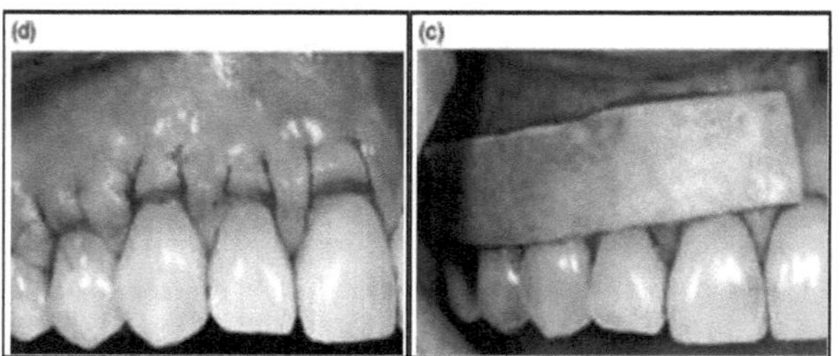

(A) Recessão dentária múltipla e abrasão radicular na arcada maxilar.
(B) Foi concluída a preparação do local do túnel.

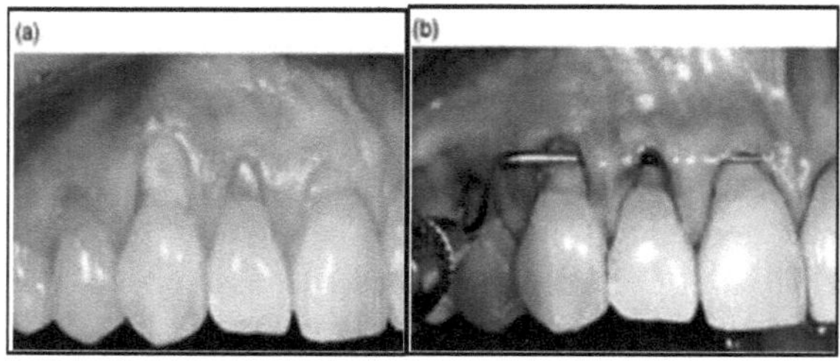

(C) O aloenxerto na superfície antes de ser colocado na bolsa.
(D) O aloenxerto e a bolsa foram avançados em conjunto e fixados na junção cemento-esmalte com uma sutura contínua de polipropileno 6-0.

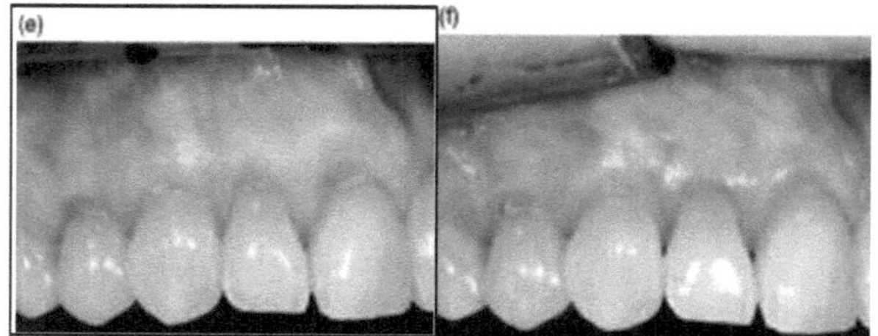

(E) Tecido marginal espesso com cobertura radicular completa 1 ano após a cirurgia.

(F) Manutenção do recobrimento radicular 2 anos após a cirurgia.

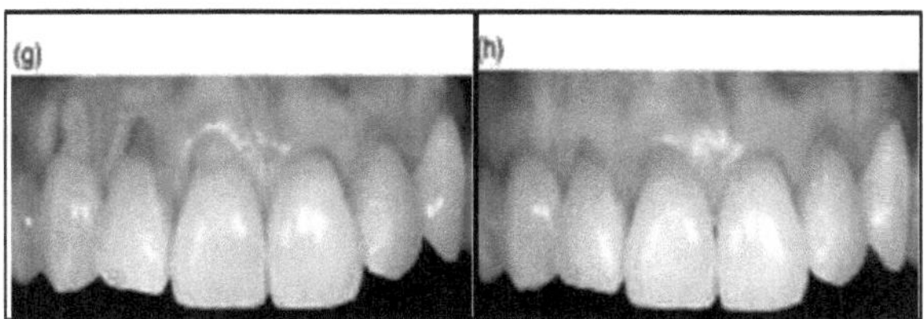

(G) Aspeto esteticamente pouco atraente antes do tratamento.
(H) Estética melhorada aos 8 meses após a cirurgia.

Colocação de aloenxertos

• O aloenxerto é reconstituído e cortado nas dimensões adequadas para se estender horizontalmente completamente sob as papilas mesial e distal dos dentes tratados e verticalmente 6-8 mm.

• O aloenxerto é então embebido numa preparação de plasma rico em plaquetas para enriquecimento com factores de crescimento.

• O enxerto é inserido na bolsa através da maior abertura sulcular com uma cureta Younger-Good 7/8, utilizando uma sutura para auxiliar a inserção e o posicionamento dentro da bolsa.

• O enxerto é alinhado ao nível das margens gengivais da bolsa, de modo a que tanto o enxerto como a bolsa possam ser avançados simultaneamente com uma série de suturas de sling interrompidas ou uma única sutura de sling contínua subpapilar[36].

• A sutura contínua tem a vantagem de ter um único nó que é menos irritante para o tecido e para o doente do que vários nós.

• É utilizada uma sutura de polipropileno 6-0 monofilamentar não reabsorvível de pequeno diâmetro para reduzir a irritação dos tecidos e proporcionar um período de estabilização mais longo.

Sutura

• A sutura contínua de funda envolve a bolsa e o enxerto no aspeto distal de cada dente, progredindo da parte posterior para a anterior, e depois envolve a bolsa e o enxerto no aspeto mesial quando regressa ao ponto de partida posterior.

• No dente mais posterior, a agulha é colocada através da margem da bolsa e do aloenxerto num ponto 3,0 mm apical à margem da bolsa no ângulo da linha radicular distal, utilizando um porta-agulha microcirúrgico Castroviejo (Hu-Friedy, Chicago, IL).

• O elevador microcirúrgico Allen Elevator (Hu-Friedy) é utilizado na margem da bolsa para ajudar a manter o enxerto dentro da bolsa.[37]

• A agulha é recapturada com uma pinça microcirúrgica para pensos (Hu-Friedy) e passada através do espaço de embrasura distal, capturada lingualmente, passada à volta da lingual e de volta ao lado facial através da embrasura mesial.

• A agulha é então passada sob a papila, desde a face mesial do dente inicial até à face distal do dente adjacente.

• A agulha é passada de volta através do orifício distal, à volta do dente por via lingual, e

35

depois é passada de volta para o lado facial através do orifício mesial.

• De seguida, a agulha é passada sob a papila facialmente, da parte distal para a mesial, e o processo continua até se atingir o último dente a ser tratado.

• Depois de a agulha ser passada à volta do aspeto lingual do dente final e de volta através do orifício mesial para o lado facial, a margem da bolsa e o enxerto são penetrados no ângulo da linha radicular mesial 3,0 mm apicalmente à margem da bolsa.

• A agulha é passada de volta através do orifício mesial para o lado lingual, à volta do dente, e através do orifício distal para o lado facial.

• Depois de passar por baixo da papila, a agulha penetra na margem da bolsa e no enxerto no ângulo mesial da linha radicular do dente seguinte, passa através da incisura mesial, à volta do lado lingual do dente e volta ao lado facial através da incisura distal.

• O local da cirurgia é então inspeccionado quanto à adaptação e estabilidade. Ocasionalmente, pode ser necessária uma sutura interrompida adicional para melhorar a adaptação ou a estabilização.

• A sutura contínua pode ser removida facilmente após o inchaço ter diminuído.

• Com base na observação clínica, recomenda-se que a sutura seja mantida até 2meses para dar tempo à integração do enxerto e à estabilidade marginal.[37]

Cuidados pós-operatórios

• Os efeitos secundários pós-cirúrgicos mais significativos são o inchaço e a infeção. A cicatrização sem intercorrências é facilitada pelas medidas adoptadas para minimizar o inchaço.

• Durante as primeiras 24 horas após a cirurgia, o doente deve aplicar gelo na face oposta ao local do enxerto

• Após 24 horas, o doente pode regressar às actividades de rotina não extenuantes e começar a comer alimentos macios, mas deve evitar a mastigação, escovar os dentes no local da cirurgia e fazer exercício durante 2 semanas.

• Recomenda-se a administração de um antibiótico de largo espetro, como a amoxicilina, durante 10 dias após a cirurgia e a utilização de um elixir bucal antimicrobiano para prevenir a infeção.[38]

Vantagens do enxerto de tecidos moles MI
• As vantagens desta técnica de enxerto minimamente invasiva incluem

(i) Sem incisões na superfície, portanto sem cicatrizes
(ii) Utilização de um aloenxerto, o que elimina a necessidade de um local doador palatino
(iii) Redução do desconforto do doente
(iv) Maior aceitação do tratamento
(v)Estética ideal, os enxertos palatinos são também muito eficazes para uma cobertura radicular previsível[38]

VI. TÉCNICA DE INCISÃO ÚNICA PARA COLHEITA DE ENXERTO DE TECIDO CONJUNTIVO SUBEPITELIAL

A técnica de incisão única destina-se a colher enxerto de tecido conjuntivo. Esta incisão é colocada num ângulo de 90° em relação ao osso, sem remoção do epitélio. Isto facilita a readaptação do tecido separado. [39]

Uma área retangular delineia a área anatómica da mucosa mastigatória palatina considerada como um local doador adequado. O limite lateral é formado por uma linha horizontal a 2 mm da margem gengival palatina. Na direção medial, o retângulo é limitado pela posição dc feixe neurovascular.

De acordo com **Reiser et al**[25] , o feixe neurovascular pode ser encontrado a uma distância de 7, 12 ou 17 mm da junção cemento-esmalte palatina dos dentes correspondentes, dependendo se a abóbada palatina é classificada como rasa, média ou alta. Deve ser mantida uma distância adequada da artéria e do nervo palatinos para evitar complicações intra-operatórias. Após a preparação do leito recetor, a área doadora no palato é anestesiada por bloqueio dos nervos palatino maior e nasopalatino com um agente anestésico local contendo epinefrina. O agente anestésico não deve ser infiltrado na mucosa palatina da própria área doadora para evitar o transplante do vasoconstritor com o CTG[39] .

Com uma lâmina de bisturi n.º 15, faz-se uma incisão horizontal única até ao osso, a 2 mm da margem gengival, e o comprimento desta incisão corresponde ao objetivo do enxerto. O ângulo da lâmina é de 90 graus em relação ao osso. Não são efectuadas incisões verticais.

O objetivo deste procedimento é criar um retalho de espessura parcial da mucosa com uma espessura uniforme de 1 a 1,5 mm, dependendo das necessidades do local recetor

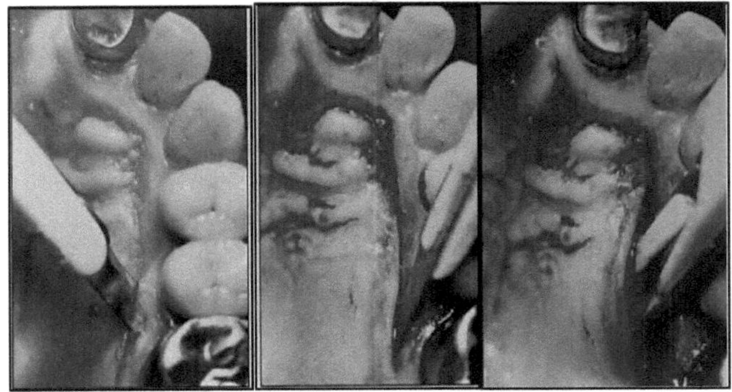

-A incisão é efectuada num ângulo de 90 graus em relação ao osso, a 2 mm da margem gengival.
-O ângulo de incisão é alterado para 135 graus e a preparação de desbaste é iniciada em direção à mediana.
-A preparação é continuada até que um enxerto do tamanho necessário seja delineado.

O CTG subjacente é separado do tecido conjuntivo circundante através de incisões no osso nos lados mesial, distal e medial do enxerto. O enxerto pode então ser removido destacando-o da superfície óssea com um elevador periosteal, com esta técnica pode obter-se um enxerto com uma espessura entre 1,5 e 2,9 mm .[39]

Após a sua remoção do palato, o CTG é colocado em gaze embebida em soro fisiológico e mantido húmido até à sua transferência para o local recetor. Antes da sutura da zona dadora, pode ser colocado provisoriamente um material de colagénio (por exemplo, Avitene, Davol)[37,39] . A utilização de apenas uma incisão sem remoção do epitélio facilita a readaptação do tecido separado.

O ângulo de 90 graus da lâmina em relação ao osso durante a primeira incisão cria juntas de topo, em vez de suturas interrompidas nas linhas de incisão, são utilizadas suturas de suspensão horizontais para fixar simultaneamente as margens do retalho e toda a área doadora minada. Estas suturas podem ser paralelas e/ou cruzadas.

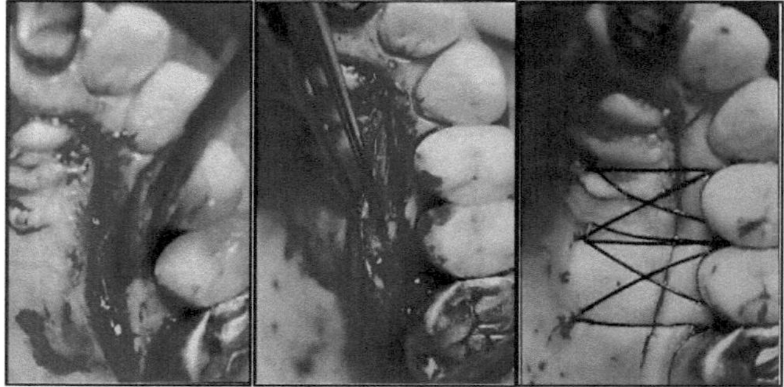

-O elevador periosteal   é utilizado para separar o enxerto da superfície óssea.
-O enxerto é removido após incisão dos bordos mesial, distal e medial.
-As suturas de suspensão horizontais cruzadas   e paralelas fixam a incisão e a zona doadora.

No pós-operatório, não é necessário um stent porque não se espera uma cicatrização por segunda intenção. É prescrita ao doente uma medicação anti-inflamatória não esteroide e é-lhe dada a instrução de enxaguar com clorexidina 0,12% duas vezes por dia. As suturas podem ser removidas após 7 a 10 dias.

VII. TÉCNICA DE INCISÃO ÚNICA TÉCNICA DE INCISÃO ÚNICA MODIFICADA PARA COLHER ENXERTO DE TECIDO CONJUNTIVO SUBEPITELIAL

Modificações efectuadas nas incisões, para melhorar não só a visibilidade, mas sobretudo a facilidade de retirar o enxerto através de uma única incisão.[40]

O molde foi colocado no palato para marcar a extensão do enxerto, após a administração de anestesia local. Foi efectuada uma única incisão apenas 2 mm apicalmente à margem gengival. A lâmina foi colocada aproximadamente paralela ao longo eixo do palato para efetuar esta primeira incisão. O ponto importante a ser observado aqui é que a primeira incisão tinha como objetivo levantar um retalho de espessura parcial.

O retalho de espessura parcial foi levantado apicalmente tanto quanto necessário, de acordo com o tamanho do enxerto, conforme medido pelo gabarito. A espessura do retalho foi suficiente para reduzir a probabilidade de rasgamento e descamação. De seguida, a lâmina foi angulada perpendicularmente ao palato através da mesma incisão e continuou até ao osso[40].

Após a incisão no osso, o tecido conjuntivo foi elevado do osso subjacente com um elevador periosteal. Nesta fase, foi possível visualizar o tecido conjuntivo. Em seguida, são efectuadas duas incisões verticais nas extremidades mesial e distal do enxerto e uma incisão horizontal medial (sob o retalho de espessura parcial), para o libertar do tecido circundante. Foram utilizadas lâminas especiais denominadas "facas para cataratas de Barraquer" e "lâmina AVS" para efetuar as incisões verticais e horizontais. A "faca de cataratas de Barraquer" faz parte do armamento oftalmológico. Estas lâminas são longas, finas e afiadas e extremamente úteis para efetuar incisões nas extremidades mesial e distal do enxerto. Uma vez que o espaço sob o retalho de espessura parcial é limitado, a manobra da lâmina normal de Bard-Parker n.º 11 ou 15 torna-se difícil e pode levar ao rasgamento do retalho de espessura parcial sobrejacente. Para ultrapassar estas dificuldades, foram utilizadas as lâminas "Barraquer".

A colocação da incisão medial determina a largura do enxerto. Esta incisão também é efectuada apicalmente sob o retalho de espessura parcial e é difícil de visualizar. O cabo longo e fino é necessário para aumentar o alcance do instrumento apicalmente até à profundidade do retalho de espessura parcial no palato. A angulação é necessária para a colocação da incisão sob o retalho, uma vez que a incisão medial não tem uma abordagem direta e reta[41].

É necessária uma superfície exterior lisa da haste para que o instrumento não danifique o retalho de espessura parcial sobreposto. Uma aresta de corte na extremidade terminal, perpendicular ao eixo longo do instrumento, facilitará aos operadores a realização de uma incisão na extremidade medial do enxerto sob o retalho. O enxerto foi colhido através dessa incisão única[40].

O enxerto de tecido conjuntivo subepitelial colhido foi suturado para cobrir a superfície radicular exposta. O retalho de espessura parcial total foi avançado coronalmente e suturado para cobrir completamente o enxerto. Foi aplicada pressão sobre o enxerto durante cinco minutos e, em seguida, foi colocado um tampão periodontal. Foram prescritos analgésicos aos doentes durante três dias (ibuprofeno 400 mg t.d.s).

A vantagem desta modificação é o facto de se registar uma hemorragia mínima nesta fase inicial. A espessura do retalho é suficiente para reduzir a probabilidade de rasgamento e descamação. A hemorragia reduzida pode ser atribuída ao facto de a incisão de espessura parcial ser feita superficialmente e de o tecido conjuntivo não ter sido incisado até ao osso até esta fase. O epitélio não tem vasos sanguíneos próprios, pelo que a hemorragia é menor. Uma menor hemorragia do palato nesta fase contribui para melhorar a visibilidade.[42]

A técnica de "alçapão" de Edel[42] , que utiliza incisões verticais, é popular, devido à relativa facilidade de obtenção do enxerto de tecido conjuntivo. As incisões verticais interrompem o fornecimento vascular ao retalho sobrejacente, predispondo o retalho palatino à descamação.[42]

A utilização de duas incisões horizontais paralelas e de técnicas de cunha evita a utilização de incisões verticais, mas impede o encerramento primário da ferida.[42]

A utilização da técnica de incisão única permite o encerramento primário da ferida palatina. O encerramento primário da ferida aumenta o conforto do doente, acelera a cicatrização, reduz a dor e as probabilidades de complicações no local do dador.[41]

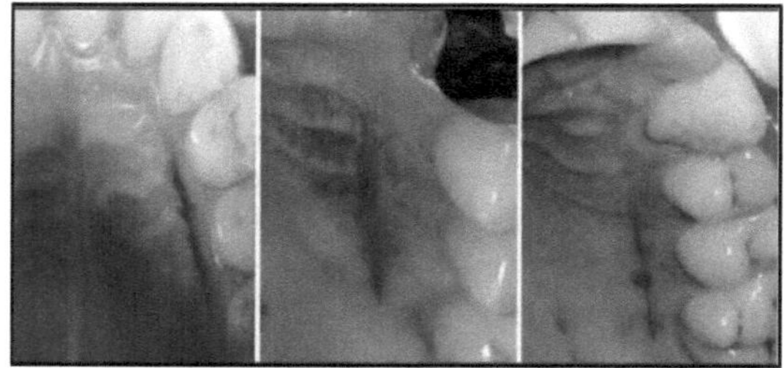

(A) Representação esquemática da angulação da lâmina para levantar um retalho de espessura parcial através da primeira incisão
(B) Fotografia clínica que mostra o posicionamento da lâmina aproximadamente paralela ao eixo longo do palato para levantar um retalho de espessura parcial

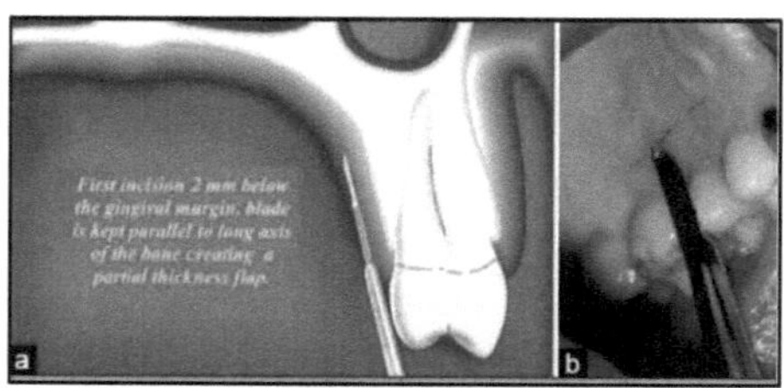

Incisões simples marcadas no palato, 2 mm abaixo da margem gengival, estendendo-se do canino ao primeiro molar

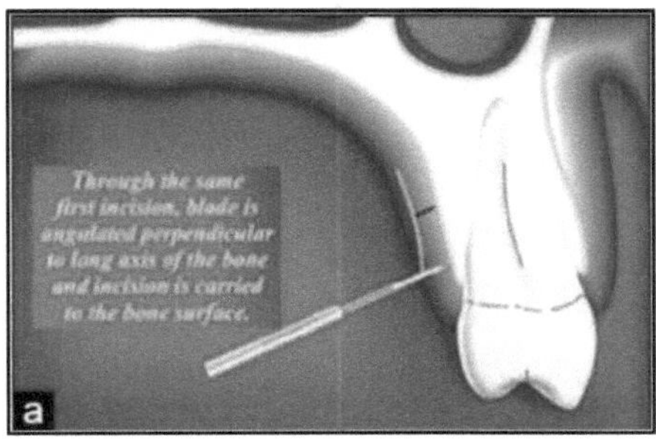

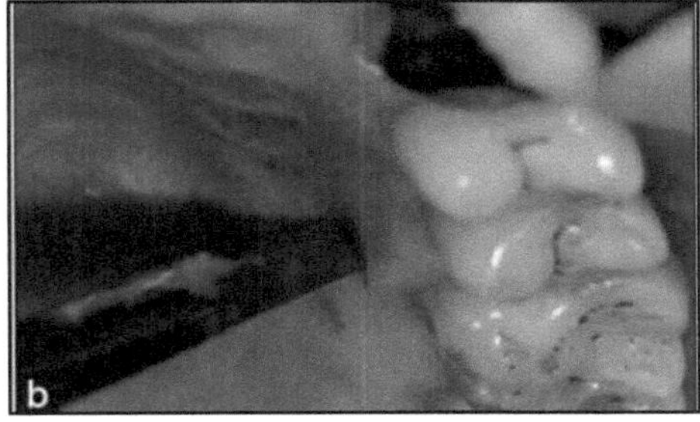

(A) Representação diagramática da incisão, colocando a lâmina perpendicularmente à superfície óssea através de uma única incisão. A linha preta indica a espessura do tecido conjuntivo a ser colhido.
(B) A fotografia clínica que mostra a angulação da lâmina

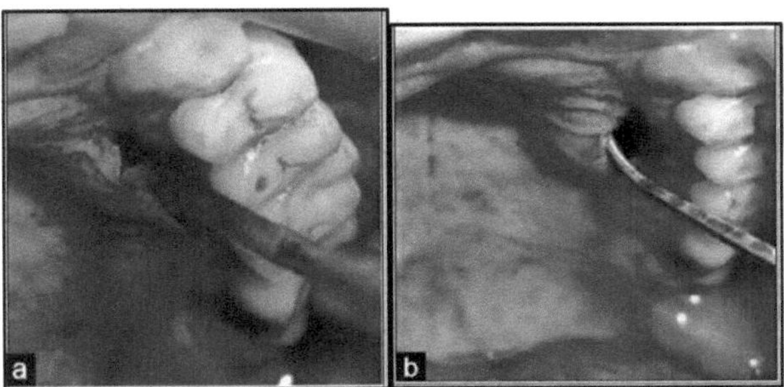

Enxerto de tecido conjuntivo colhido através de uma única incisão e a quantidade de tecido colhido

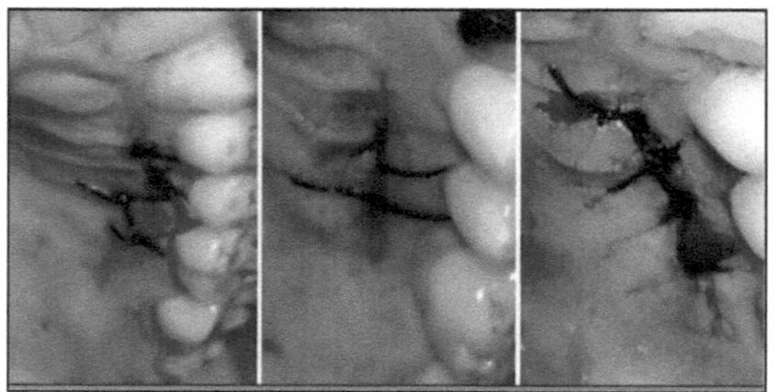

Sutura das zonas dadoras

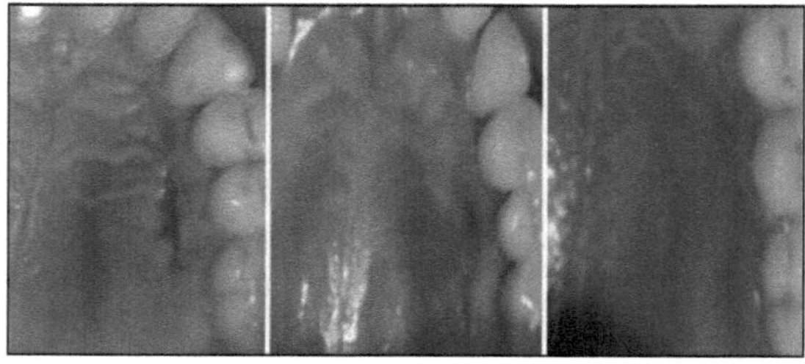

As feridas palatinas tinham cicatrizado e estavam completamente fechadas

A técnica modificada, sendo uma técnica de incisão única, também mantém as vantagens bem documentadas da técnica original. Mantém também as vantagens oferecidas pela técnica original de incisão única de ser menos traumática, cicatrização mais rápida com encerramento primário e menos complicações pós-operatórias.[42]

VIII. ABORDAGEM DE RETALHO ÚNICO

Novas técnicas cirúrgicas têm sido desenvolvidas para otimizar o encerramento primário, bem como para minimizar o trauma cirúrgico nos procedimentos reconstrutivos de defeitos intra-ósseos periodontais. Recentemente, propusemos um procedimento minimamente invasivo, a abordagem de retalho único (SFA), especificamente indicado quando a extensão do defeito é predominante no lado vestibular[43] .

O princípio básico do SFA é a elevação de um retalho para aceder ao defeito apenas de um lado (vestibular), deixando o lado oposto intacto[43] . Ao considerar os aspectos técnicos dos procedimentos de reconstrução periodontal para defeitos intra-ósseos, dois factores principais parecem ser importantes para um resultado bem sucedido.
I) Uma delas é eliminar em grande medida e reduzir as hipóteses de infeção pós-cirúrgica e de contaminação do coágulo sanguíneo e, possivelmente, do biomaterial ou agente biológico implantado, o que conduziria inevitavelmente a um resultado de cicatrização prejudicado.
II) O segundo é minimizar a recessão pós-operatória dos tecidos moles nas faces interproximal e vestibular do dente tratado, com o resultado de comprometer a aparência estética pré-existente do paciente.[43]

Se o encerramento primário pode ser conseguido facilmente quando o defeito periodontal está presente na face vestibular do dente, como nos defeitos do tipo deiscência ou lesões interradiculares, o encerramento primário na zona interdentária, onde se localiza a grande maioria das lesões intra-ósseas[44] .

Quando a cirurgia de retalho de acesso convencional foi associada a procedimentos reconstrutivos, nomeadamente a regeneração tecidular guiada (RTG), a falta de encerramento primário do espaço interdentário, a deiscência do retalho ou a exposição da membrana podem ocorrer em 70% a 80% dos locais tratados.[44]

A este respeito, foram desenvolvidas novas técnicas cirúrgicas especialmente concebidas para otimizar o encerramento primário, bem como os resultados funcionais e estéticos dos procedimentos reconstrutivos.[45]

Procedimentos cirúrgicos.

- Todas as cirurgias foram efectuadas com lupas de 2,5 aumentos por um cirurgião (LT) com experiência em cirurgia periodontal.
- A área selecionada para a cirurgia foi anestesiada com mepivacaína e epinefrina 1:100.000.
- A AFS consistiu num retalho em envelope. A extensão mesio-distal do retalho foi mantida tão limitada quanto possível, assegurando simultaneamente o acesso adequado para o desbridamento do defeito e o posicionamento e estabilização do enxerto/membrana.
- As incisões sulculares foram efectuadas apenas na face vestibular, seguindo a margem gengival dos dentes incluídos na área cirúrgica.[45]
- Na zona interproximal (ou seja, ao nível da papila interdentária) sobre o defeito intraósseo, foi efectuada uma incisão oblíqua ou horizontal seguindo o perfil da crista óssea subjacente.

- A distância entre a ponta da papila e o nível apicocoronal da incisão interdentária foi baseada na dimensão apicocoronal dos tecidos moles supracrestais.

- No pré-operatório, as medidas de sondagem foram registadas cuidadosamente para avaliar corretamente a componente horizontal da perda óssea e, por conseguinte, a dimensão apicocoronal dos tecidos moles sobrejacentes à crista óssea.

- Essencialmente, quanto maior for a distância entre a ponta da papila e a crista óssea subjacente, mais apical (ou seja, perto da base da papila) será a incisão vestibular na área interdentária.

- Isto foi feito para fornecer uma quantidade adequada de tecido mole supracrestal intocado ligado à papila oral não destacada para assegurar a adaptação do retalho e a sutura efectuada[45]

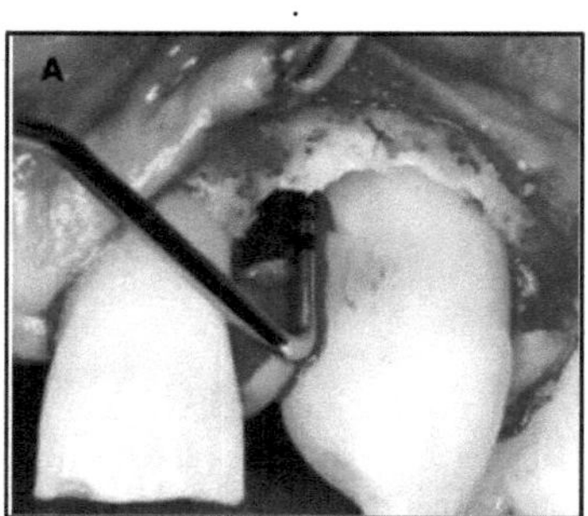

A. A profundidade relevante do defeito do componente intraósseo

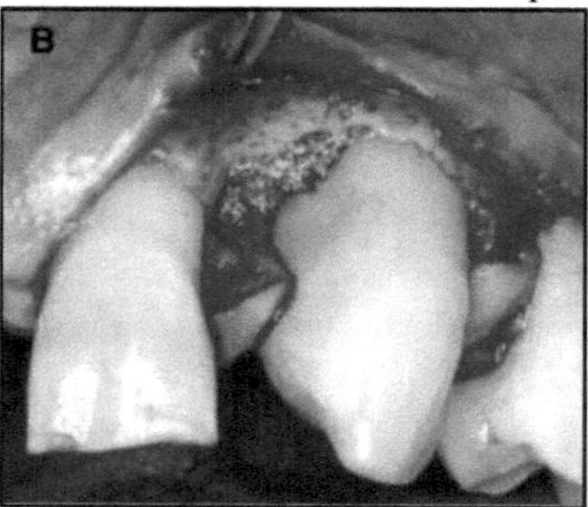

B. O defeito foi enxertado com um biomaterial à base de HA

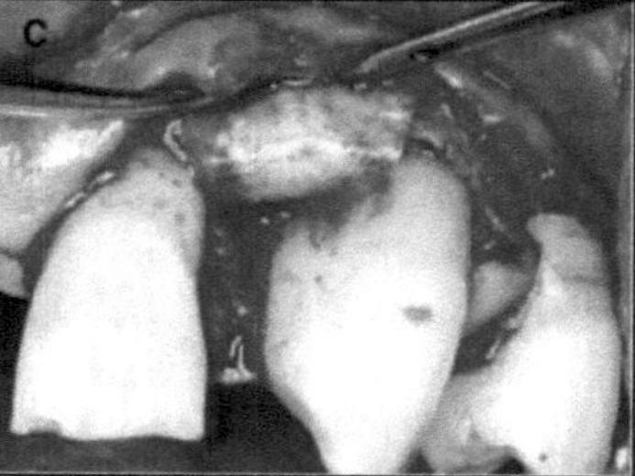

. Coberto com uma membrana de colagénio bioabsorvível

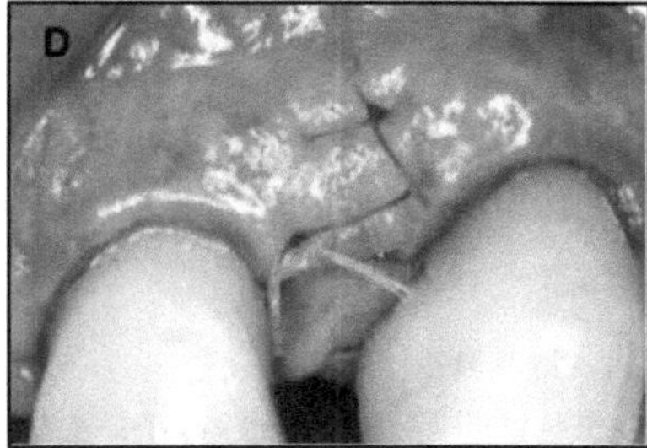

D. Foi colocada uma sutura interna horizontal em colchão entre o retalho bucal

Vantagens:

• As vantagens incluem Facilita o reposicionamento e a sutura do retalho.

• Estabiliza o retalho vestibular na papila oral não destacada.

• Ajuda no fecho de feridas por intenção primária.

• Deixa um maior volume de tecido mole supracrestal intacto para uma melhor preservação do fornecimento de sangue na área interdentária. [45]

Desvantagens:

• As desvantagens incluem a morfologia do defeito que se estende para o outro lado e não pode ser tratada com uma abordagem de retalho único.[45]

IX. ABORDAGEM DE RETALHO ÚNICO POSICIONADO CORONALMENTE :

A técnica cirúrgica minimamente invasiva modificada foi proposta em 2009. Existe uma sobreposição substancial entre a técnica cirúrgica minimamente invasiva modificada e a abordagem de retalho único bucal, incluindo aspectos relacionados com a incisão do retalho interdentário e a gestão do retalho.[46]

Na técnica cirúrgica minimamente invasiva modificada, a extensão mesio-distal da incisão é mantida no mínimo (idealmente, dentro da área médio-bucal dos dentes envolvidos) para permitir a reflexão de um retalho vestibular triangular. Utiliza-se uma microlâmina para cortar os tecidos interdentários, com uma inclinação adequada para intercetar a face vestibular da crista óssea lingual, o mais próximo possível do seu bordo coronal, para isolar o tecido de granulação que preenche o componente intraósseo do defeito dos tecidos papilares supracrestais. O fechamento da ferida é obtido com uma única sutura interna modificada em colchão posicionada na área interdental associada ao defeito. Para garantir uma cobertura suficiente do enxerto, o retalho foi avançado coronalmente e fixado às papilas interdentárias desepitelizadas. Todo o tecido mole supracrestal interdentário é empurrado na direção palatina até a ponta da papila interdentária ser deslocada para a posição mais coronal, de modo a facilitar a estabilização do retalho.[46]

Indicado em bom estado de saúde geral e apresentava recessões gengivais de Classe I e II de Miller na face vestibular de dentes com raízes unitárias.[46]

Fase cirúrgica:

• O CPF foi realizado de acordo com a técnica descrita por **Bernimoulin et al.**[46]

• Sob anestesia local (lidocaína a 2% com epinefrina numa concentração de 1:100.000).

• A superfície radicular foi aplainada mecanicamente com curetas.

• A preparação mecânica da raiz foi efectuada desde a área correspondente ao fundo do sulco até à JCE.

• Foi efectuada uma incisão intrasulcular biselada internamente para um desenho adequado do envelope.

• Um retalho de espessura total foi então elevado até à linha mucogengival, expondo qualquer deiscência óssea subjacente.

• Um retalho de espessura dividida foi iniciado na junção mucogengival e a dissecção afiada foi levada na direção apical até ao ponto em que o retalho pudesse ser posicionado coronalmente e assentasse passivamente, sem qualquer tensão ao nível da junção CEJ.

• A porção restante das papilas coronal à primeira incisão horizontal foi desepitelizada com uma pequena lâmina ou uma tesoura[46]

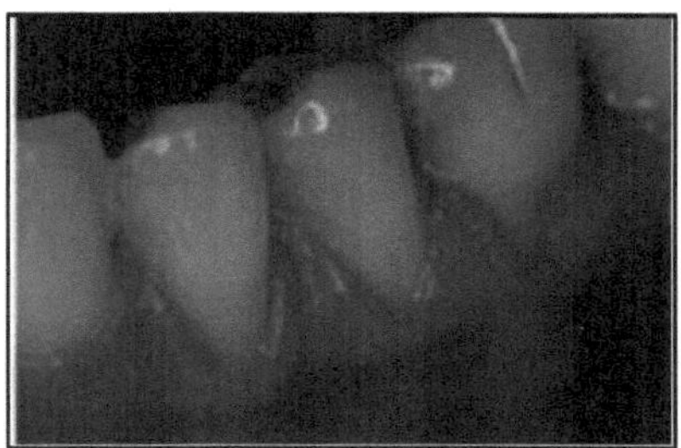

Recessões da classe I de Miller

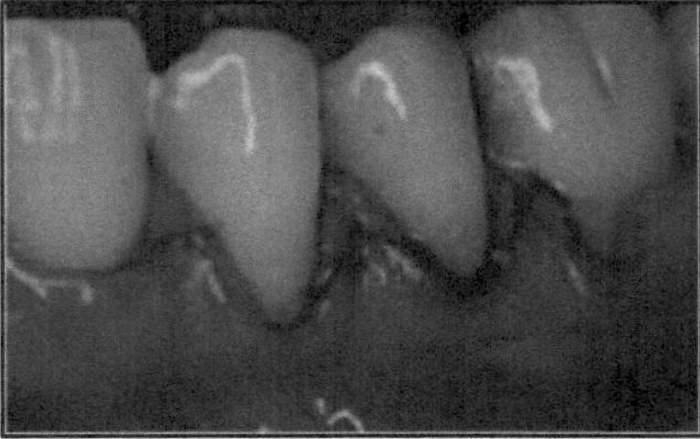

Foi feito um retalho em envelope sem incisões de libertação verticais

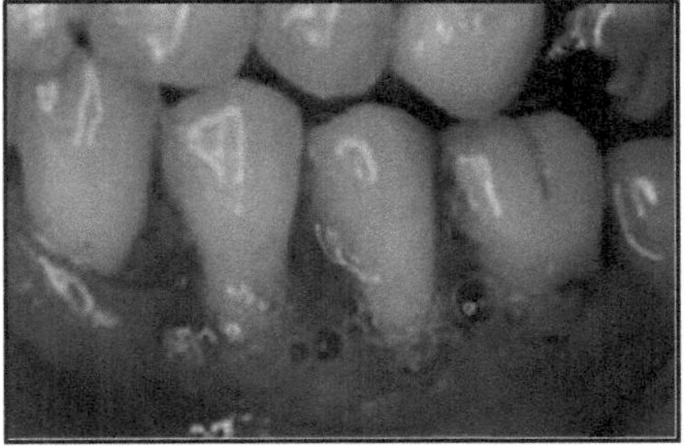

O gel de amelogenina foi aplicado nas zonas expostas das raízes

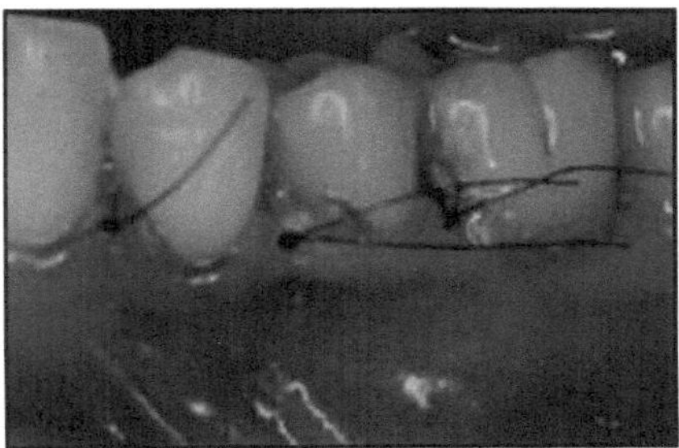

Suturas de nylon 5-0 interrompidas no local

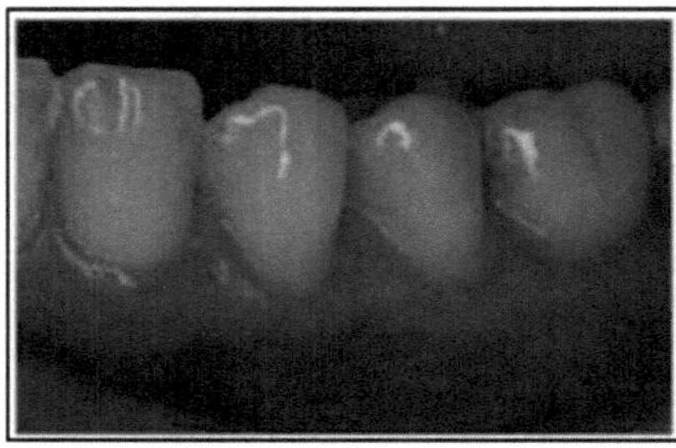

Cobertura óptima das três recessões e preservação de uma faixa adequada de gengiva queratinizada.

X. RETALHO CORONALMENTE AVANÇADO MINIMAMENTE INVASIVO :

O procedimento para a gestão bem sucedida de múltiplos defeitos de recessão gengival adjacentes é a Abordagem por túnel subperiosteal com incisão vestibular (VISTA), efectuada por Zadeh em 2011, que foi descrita como uma abordagem vestibular, evitando o trauma dos tecidos sulculares, como se verifica nos procedimentos de tunelização convencionais.[49]

Mais tarde, no ano de 2013, o procedimento VISTA foi modificado como uma abordagem supraperiosteal para tratar uma recessão isolada num implante.[50] Além disso, a incisão vertical mais longa e o retalho subperiosteal utilizados na técnica VISTA prejudicam o fornecimento de sangue ao retalho, o que pode ter um impacto negativo na cicatrização do retalho. Tendo em consideração todos estes factores e, além disso, para conseguir uma gestão minimamente invasiva de múltiplos defeitos de recessão gengival adjacentes, modificámos a técnica VISTA descrita por Zadeh.[49]

A técnica modificada foi designada por retalho avançado coronalmente minimamente invasivo (MICAF). Uma vez que o retalho coronalmente avançado (CAF) é o procedimento mais utilizado para os defeitos de recessão de Classe I de Miller[51]

Procedimento cirúrgico

- Após a indução de anestesia local, a superfície radicular exposta e a profundidade provável foram aplainadas com curetas para eliminar detritos moles, placa bacteriana e cálculo.
- Foram colocados botões ortodônticos nos dentes com defeitos antes do procedimento cirúrgico.
- A técnica MICAF consistiu numa incisão sulcular do local da recessão com a lâmina BP 15c e um retalho de espessura total foi elevado utilizando um elevador periosteal microcirúrgico.[51]
- Foi efectuada uma pequena incisão vertical na gengiva adjacente ao local da recessão.
- Esta incisão foi utilizada para obter acesso à área labial/facial e para preparar um retalho de espessura parcial com um instrumento especializado denominado faca de tunelização, que criou um retalho supraperiosteal minimamente invasivo sem causar danos no periósteo subjacente.
- O túnel de dissecção supraperiosteal foi estendido apicalmente à JMg e coronalmente em direção ao retalho sulcular de espessura total, tendo-se o cuidado de não perfurar o retalho.
- Finalmente, o retalho foi deslocado coronalmente e as suturas foram estabilizadas com botões ortodônticos.
- A incisão vertical foi aproximada com uma sutura simples interrompida.[51]

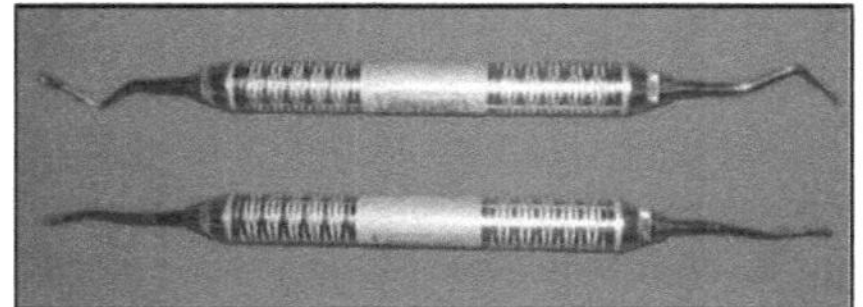

Faca microcirúrgica para abertura de túneis

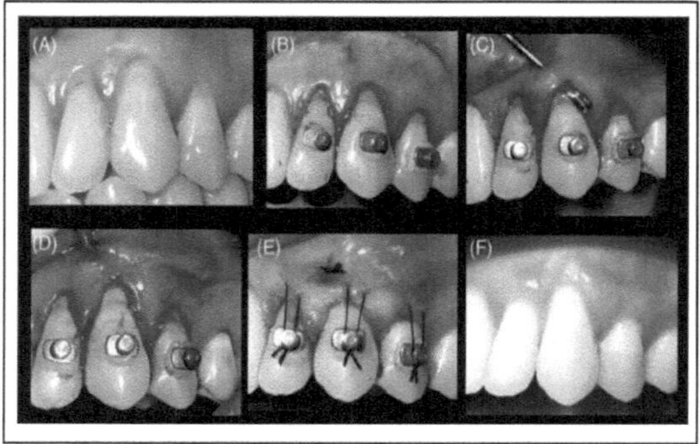

(A) Incisivo lateral, canino e primeiro pré-molar no maxilar superior com recessões gengivais.
(B) Incisão sulcular e uma pequena incisão vertical.
(C) Reflexão do retalho de espessura total ligando a incisão vertical e sulcular.
(D) Preparação do túnel supraperiosteal para além da junção mucogengival.
(E) Suturas ortodônticas ancoradas em botão.
(F) Acompanhamento de 6 meses

A técnica VISTA foi modificada da seguinte forma:

(a) O túnel subperiosteal completo foi modificado como um retalho subperiosteal no aspeto coronal igual ao RH e um túnel supraperiosteal no aspeto apical. O retalho subperiosteal foi feito de modo a que o periósteo pudesse cobrir o defeito de recessão quando o retalho é avançado coronalmente.

(b) Uma incisão de acesso vestibular mais longa foi modificada como uma pequena incisão vertical de 2 a 3 mm na gengiva anexa para preservar o fornecimento de sangue do retalho e obter melhores resultados de cicatrização. Estas modificações resultaram numa morbilidade pós-operatória mínima[51]

CIRURGIA DE IMPLANTES MINIMAMENTE INVASIVA - CIRURGIA SEM RETALHO :

Os implantes dentários endósseos tornaram-se um método fiável e previsível de substituição de dentes em falta para melhorar a qualidade de vida dos pacientes. Os médicos estão a esforçar-se por melhorar ainda mais o percurso do tratamento com implantes dos pacientes, minimizando o desconforto peri e pós-cirúrgico, maximizando a estética e melhorando o sucesso a longo prazo dos implantes.[53]

A cirurgia de implantes sem retalho parece ser uma forma de o ajudar **(Brodala 2009)**. A técnica sem retalho utiliza brocas rotativas ou um punção de tecido para obter acesso ao osso sem elevação do retalho, pelo que o fornecimento vascular e os tecidos moles circundantes são bem preservados. As vantagens deste tipo de procedimento incluem menos trauma cirúrgico, tempo operatório mais curto, cicatrização pós-cirúrgica rápida, menos complicações pós-cirúrgicas e menor desconforto para o doente **(Casap et al. 2005; Oh et al. 2007; Komiyama et al. 2008)**. Outra vantagem da cirurgia sem retalho apontada por alguns autores foi que, quando os implantes foram colocados sem reflexão do retalho, o comprimento do epitélio juncional estendeu-se mais coronalmente do que na cirurgia com retalho, o que pode proporcionar um ambiente menos propenso a peri-implantite **(You et al. 2009; Lee et al. 2010)**. A perda óssea precoce pode ser evitada ou minimizada se a ferida do tecido mole em torno dos implantes dentários cicatrizar rapidamente com pouca inflamação e formação de tecido cicatricial **(You et al. 2009; Lee et al. 2010)**. Embora a informação sobre a influência do desenho da incisão durante a colocação do implante na formação da junção implanto-epitelial tenha sido apenas limitada em estudos com animais (Berglundh & Lindhe 1996; You et al. 2009; Lee et al. 2010).

A cirurgia tradicional de implantes sem retalho utilizando um dispositivo de punção de tecidos moles requer uma excisão circunferencial de tecido queratinizado no local do implante, o que evita a preservação da mucosa queratinizada peri-implantar (KM). O aspeto oral das estruturas emergentes do implante aquando da colocação de um implante não submerso ou na fase de ligação do pilar a um implante submerso é considerado ótimo para minimizar futuras doenças peri-implantares **(Wennstrom et al. 1994; Gobbato et al. 2013; € Lin et al. 2013)**.

A colocação de implantes minimamente invasivos (MI) sem retalho foi relatada pela primeira vez por Campelo & Camara (2002). Foi utilizada uma broca para efetuar a osteotomia inicial, penetrando através da mucosa até ao osso. Nos anos seguintes, alguns relatos de casos e estudos descreveram várias técnicas para a utilização de abordagens MI para a colocação de implantes **(Rao & Benzi 2007; Rajput et al. 2013; Sunitha & Sapthagiri 2013)**.

PROCEDIMENTO CIRÚRGICO :

- Os doentes foram lavados no pré-operatório durante 60 s com uma solução de clorexidina a 0,12% para reduzir a carga bacteriana total da boca.
- Foi utilizada uma sonda periodontal (Stoma, PCPN22, Tuttlingen, Alemanha) para medir a

largura do KM desde o centro do potencial local do implante até à junção mucogengival nos aspectos faciais antes da anestesia local.

• O campo cirúrgico foi anestesiado com cloridrato de xilocaína a 2% com epinefrina (1:200000).

• O mapeamento ósseo foi aplicado para explorar e medir a espessura do tecido mole no potencial local do implante com uma sonda periodontal (Stoma, PCPN22).

• Esta medição foi registada e utilizada para determinar a profundidade adequada da osteotomia e o comprimento do implante.

• Se a profundidade planeada do implante, medida a partir da CBCT, fosse de 10 mm e a distância da margem da mucosa à crista óssea fosse de 3 mm, o local seria preparado até 13 mm.

• A osteotomia inicial foi efectuada com uma broca redonda de uma ponta de quatro milímetros, penetrando através da mucosa e na camada cortical do osso.

• Foram seguidos os procedimentos normais de perfuração de acordo com as directrizes do fabricante.

• O implante dentário ITI (Institut Straumann AG, Waldenburg, Suíça) foi inserido no local de acordo com a quantidade e a qualidade do osso disponível.

• Após a abordagem de uma fase, a tampa de cicatrização foi inserida no implante.[53]

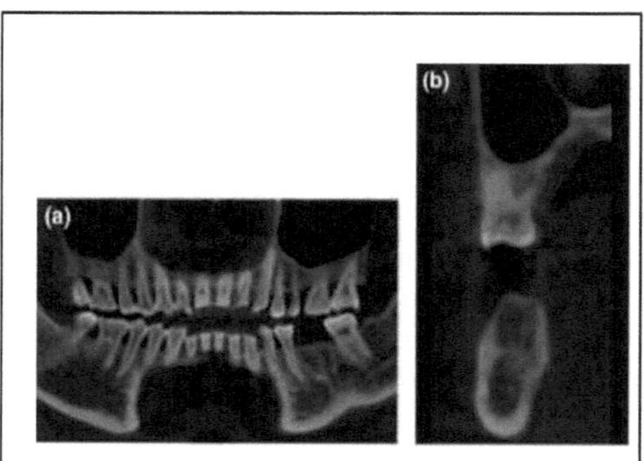

(A) Paciente do sexo feminino, 35 anos, com 36 de perda há 5 meses
(B) A TCFC pré-operatória determinou os critérios de entrada para o estudo

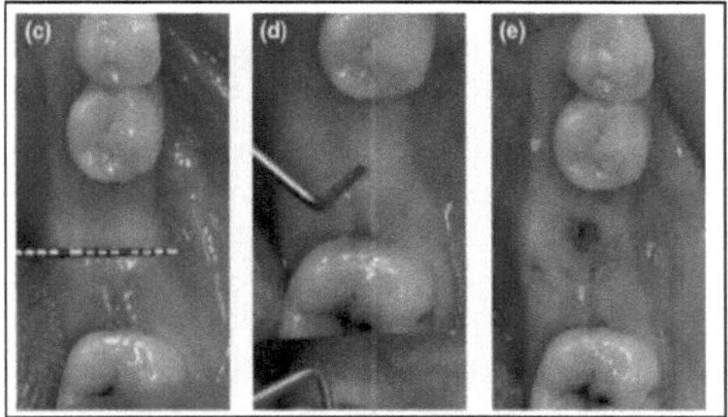

(C) Foi apresentado um mínimo de 3 mm de KM na zona do implante

(D) O mapeamento ósseo foi aplicado para explorar e medir a espessura dos tecidos moles no potencial local do implante com uma sonda periodontal

(E) Foi utilizada uma broca redonda de um ponto e quatro milímetros para efetuar a osteotomia inicial, penetrando através da mucosa e na camada cortical do osso

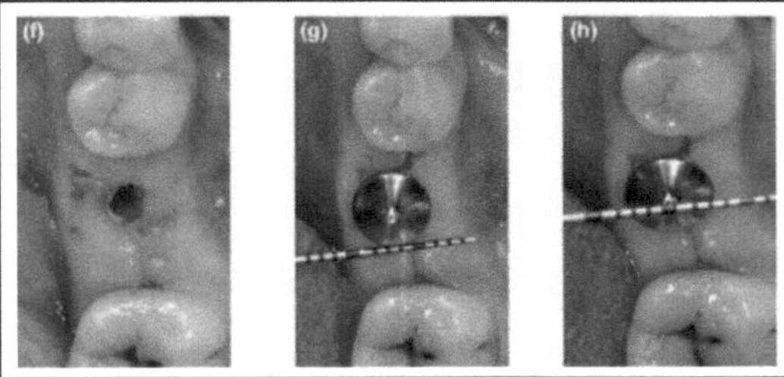

(F) Foram seguidos os procedimentos normais de perfuração de acordo com as directrizes do fabricante

(G) O implante foi colocado

(H) A largura do KM foi medida após a colocação do implante

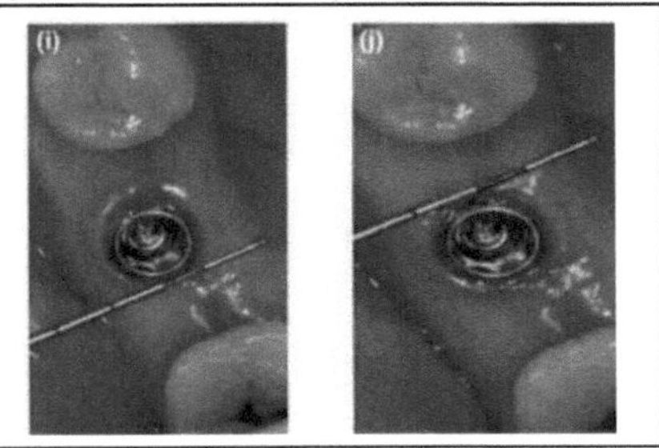

(I, J) A largura do KM foi medida entre a margem do tecido mole e a junção mucogengival nos aspectos faciais do implante com uma sonda periodontal no dia da entrega da coroa.

Desvantagens :

• Uma desvantagem da cirurgia sem retalho é o facto de a verdadeira topografia do osso disponível subjacente não poder ser observada, uma vez que os tecidos mucogengivais não são levantados. Este facto pode aumentar o risco de perfurações (ou seja, deiscência ou fenestração), o que, por sua vez, pode levar a complicações, ou mesmo ao fracasso do implante.

• Pode ser efectuada uma TCFC do maxilar do paciente, a partir da qual a anatomia pode ser claramente visualizada. Uma das desvantagens da cirurgia sem retalho, conforme mencionado por De Bruyn, foi a incapacidade de visualizar idealmente o ponto final vertical da colocação do implante vertical (demasiado raso/ demasiado profundo) **(De Bruyn et al. 2011)**[54] .

• A técnica de preservação do alvéolo cirúrgico por punção sem retalho é preferida em áreas com uma quantidade deficiente de tecido queratinizado. A lógica subjacente à abordagem sem retalho consiste em isolar o implante e/ou o alvéolo enxertado da cavidade oral e também em obter um efeito de regeneração óssea e tecidular guiada inclusiva, preservando simultaneamente a circulação e os contornos estéticos dos tecidos moles.[52]

AVANÇOS NA CIRURGIA PERIODONTAL MINIMAMENTE INVASIVA

• Cirurgia minimamente invasiva assistida por videoscópio (VMIS)
• Cirurgia minimamente invasiva assistida por robot (RMIS)

CIRURGIA MINIMAMENTE INVASIVA ASSISTIDA POR VIDEOSCÓPIO (VMIS)

A crescente popularidade dos procedimentos minimamente invasivos tem sido impulsionada, em parte, pelos avanços tecnológicos que permitiram a realização de procedimentos através de aberturas de acesso mais pequenas e pela redução da morbilidade e melhoria da eficácia observadas em resultado destas tecnologias. Os avanços tecnológicos mais importantes estão na área da visualização.

A chave para a realização de procedimentos minimamente invasivos é a capacidade de visualizar adequadamente o local e, por conseguinte, a capacidade de concluir com êxito as manipulações cirúrgicas indicadas. Com uma melhor visualização, os resultados são melhorados.[56]

As superfícies radiculares tratadas com os métodos tradicionais, quando posteriormente visualizadas com o endoscópio ou com o videoscópio, revelam habitualmente áreas de cálculo retido e biofilme. Assim, a falta de visualização nas abordagens fechadas tradicionais resulta frequentemente numa rutura periodontal subsequente e leva frequentemente a um tratamento adicional, incluindo muitas vezes a cirurgia.

A terapia periodontal minimamente invasiva foi concebida para aceder e visualizar apenas as áreas que necessitam de tratamento periodontal, utilizando a menor incisão possível. Isto foi possível graças aos avanços tecnológicos para a visualização sem a necessidade de grandes incisões e elevação de retalhos. Este artigo explora as opções atualmente disponíveis para visualização.

A própria natureza do alisamento radicular fechado exige que a visualização do local de tratamento utilize uma tecnologia de visualização que possa ser colocada numa bolsa intacta sem uma incisão cirúrgica.[56] Até à data, existe um único dispositivo, o endoscópio periodontal, desenvolvido na década de 1990, que permite esta abordagem[57] . Este endoscópio é constituído por fibras de vidro contidas numa bainha de plástico descartável com um pequeno tubo de aço inoxidável e uma lente de safira selada.

O tubo de aço inoxidável é retido num instrumento dentário portátil que permite que as fibras e a lente sejam direccionadas para a bolsa periodontal sem elevação da aba. Algumas das fibras de vidro direccionam a luz para o ambiente subgengival.[57]

Outras fibras de vidro captam uma imagem deste espaço. A imagem é devolvida a uma câmara externa que a apresenta num monitor. O operador pode visualizar diretamente a área de tratamento olhando para o monitor, o que lhe permite determinar a necessidade e a eficácia dos esforços para remover os depósitos ligados às raízes.[57]

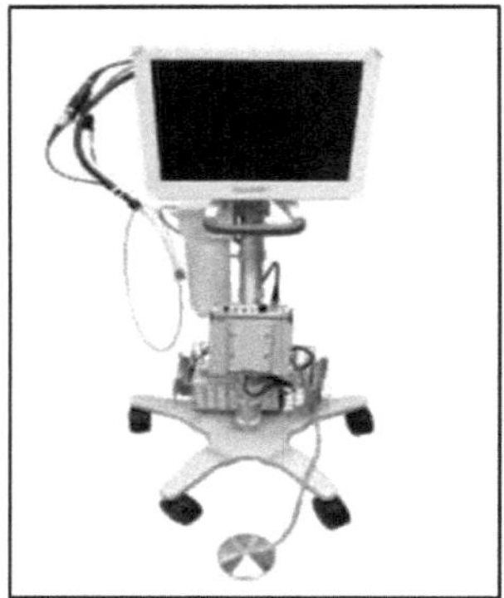

O endoscópio de fibra de vidro para utilização em terapia periodontal minimamente invasiva não cirúrgica.

O endoscópio de fibra de vidro atualmente disponível tem menos de 1 mm de diâmetro. Contém vários milhares de fibras ópticas de vidro individuais. É considerado flexível, uma vez que é possível dobrar e flexionar um pouco. No entanto, há que ter o cuidado de evitar dobrar significativamente as fibras para reduzir a probabilidade de fratura. Normalmente, mesmo com cuidado, algumas das fibras de vidro individuais partir-se-ão com o uso.[58]

À medida que as fracturas ocorrem, haverá alguma degradação da quantidade de luz que chega ao local da cirurgia e a imagem devolvida à câmara externa será degradada. A imagem continuará a degradar-se com o uso até que as fibras do endoscópio tenham de ser substituídas. Esta degradação e a necessidade de substituição podem ser um fator significativo no custo da utilização de um endoscópio periodontal. É necessária uma bainha para cobrir as fibras de vidro, uma vez que as fibras não podem ser esterilizadas. A bainha vem esterilizada e o endoscópio está totalmente contido dentro da bainha estéril. A bainha também actua como um canal para o líquido que flui para o sulco para manter o local de tratamento livre de sangue e detritos. Sem um fluxo constante de líquido, a ótica do endoscópio ficaria rapidamente suja e impossível de utilizar. A bainha cirúrgica é um artigo de utilização única que acresce um custo moderado à sua utilização.[58]

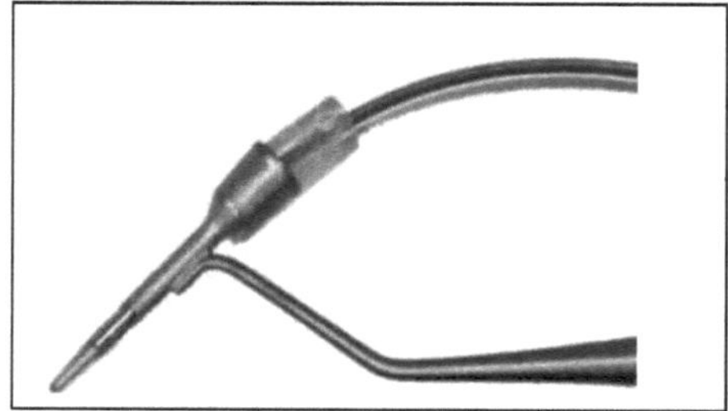

A bainha descartável esterilizada de utilização única para o endoscópio de fibra de vidro

O endoscópio de fibra de vidro atualmente disponível é o único dispositivo que permite a visualização da superfície radicular sem a necessidade de acesso cirúrgico. Como tal, este instrumento é único, e não existe outra alternativa disponível para a visualização durante o alisamento radicular fechado. Existem preocupações acerca do endoscópio que têm limitado a sua aceitação para tratamentos periodontais de rotina. Entre elas, está a falta de nitidez da imagem transmitida ao monitor.[60]

A maior parte da falta de nitidez deve-se ao número limitado de fibras de vidro disponíveis para transmitir a imagem. Um maior número de fibras aumentaria o diâmetro do dispositivo e limitaria a sua utilização sem a elevação da aba. Outro fator que contribui para a falta de nitidez é a quantidade de detritos suspensos no líquido de irrigação.

A imagem pode ser melhorada movendo o instrumento sobre a superfície da raiz e fazendo com que os detritos no sulco sejam lavados pelo fluxo do irrigante.[60] Além disso, a curva de aprendizagem deste instrumento pode ser bastante acentuada. As melhorias potenciais para a visualização não cirúrgica são numerosas. O primeiro objetivo seria melhorar a qualidade da imagem. Isto pode ser conseguido através de um aumento do número de fibras ópticas. Isto permitiria um maior número de fibras para levar a luz ao sulco, bem como forneceria mais fibras para transmitir a imagem ao monitor.

Outra melhoria possível seria dispor de um melhor método para manter a área de tratamento livre de sangue e detritos. O líquido que flui constantemente através do sulco tende a tornar-se rapidamente turvo. Isto limita ainda mais a visualização da área de tratamento. Qualquer melhoria na visualização deve incluir tornar o endoscópio mais fiável e menos frágil[61] .

A tecnologia atual torna difícil melhorar ainda mais o endoscópio de fibra de vidro. Um aumento do número de fibras para transmissão ótica implica a necessidade de aumentar o tamanho do endoscópio, o que, por sua vez, tornaria a colocação do endoscópio no sulco mais difícil, dolorosa e traumática. Em algum momento, pode ser possível usar fibras menores que superariam algumas dessas dificuldades técnicas. É mais provável que as melhorias na tecnologia do videoscópio ultrapassem os problemas actuais.[64]

Atualmente, está a ser utilizado um videoscópio para cirurgia periodontal minimamente invasiva. Um endoscópio médico tradicional consiste num tubo de aço inoxidável com lentes que transportam a imagem da ponta do endoscópio para uma câmara que se encontra fora do campo cirúrgico.

A câmara externa transfere então a imagem para um monitor. O endoscópio de vidro flexível concebido para o tratamento periodontal não cirúrgico que foi descrito anteriormente também transfere uma imagem para uma câmara externa que a coloca num monitor.[65]

O videoscópio tem um método diferente de transferência da imagem para o monitor. Com um videoscópio, é colocada uma câmara muito pequena na extremidade do videoscópio e a câmara é colocada dentro do campo cirúrgico.[65]

A imagem é então transferida para o monitor por um sinal elétrico através de um fio. Isto elimina quaisquer degradações da imagem que possam ocorrer durante a transmissão da imagem do local da cirurgia através de fibras ópticas para uma câmara externa. Em geral, a imagem visualizada no monitor do videoscópio tem cores reais e é de qualidade muito superior à obtida com um endoscópio de fibra de vidro.[66]

Um videoscópio concebido para a exploração não cirúrgica do rim foi recentemente modificado para utilização em cirurgia periodontal minimamente invasiva assistida por videoscópio (V-MIS).

As modificações consistem na adaptação da extremidade da câmara do tubo de inserção do videoscópio a uma pega que permite ao cirurgião colocar a câmara na abertura de acesso cirúrgico periodontal minimamente invasivo.[66]

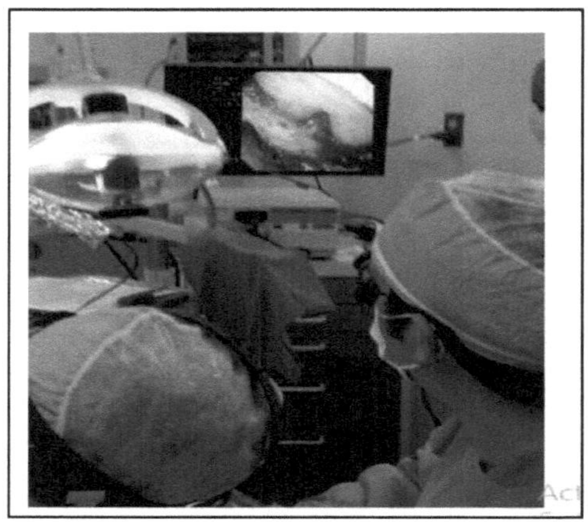

O videoscópio para utilização em cirurgia minimamente invasiva assistida por videoscópio (V-MIS)

Foi desenvolvido um procedimento cirúrgico para tirar partido da visualização melhorada que o videoscópio tornou possível. Este procedimento foi designado por Cirurgia Minimamente Invasiva Assistida por Videoscópio (VMIS).[63]

Incorporado na pega está um pequeno retractor de fibra de carbono que foi concebido para retrair os retalhos muito pequenos associados ao V-MIS. Este retractor de fibra de carbono pode ser rodado de forma a permitir que o cirurgião retraia os retalhos V-MIS no aspeto vestibular ou lingual do defeito periodontal. Tal como acontece com todos os instrumentos endoscópicos ou videoscópicos, uma grande preocupação é evitar que o sangue e os resíduos cirúrgicos obscureçam a ótica do instrumento. Sem um método eficaz para manter a ótica limpa, é impossível utilizar um endoscópio ou videoscópio. Não é prático fazer correr água continuamente sobre a lente do videoscópio, nem é possível manter um campo cirúrgico aberto cheio de líquido, como é utilizado para o tratamento não cirúrgico minimamente invasivo da doença periodontal com o endoscópio de fibra de vidro.[64]

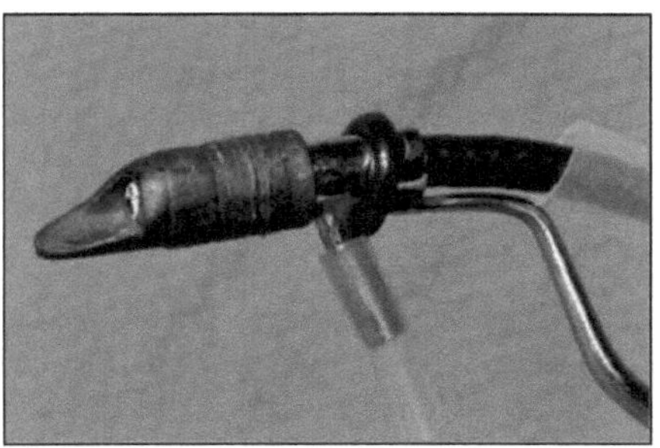

A peça de mão para segurar o videoscópio utilizado no V-MIS. O retractor rotativo em fibra de carbono é mostrado em redor da câmara do videoscópio

Foi desenvolvida uma tecnologia que utiliza um fluxo constante de gases cirúrgicos ou ar sobre a lente para ultrapassar este problema durante a utilização periodontal do videoscópio. Esta tecnologia é descrita como uma proteção gasosa da ótica. A sua aplicação a um videoscópio utilizado para procedimentos periodontais MIS permite que o videoscópio seja utilizado continuamente sem necessidade de limpar ou desobstruir a ótica.

O videoscópio modificado com proteção de gás foi utilizado num estudo universitário de cirurgia periodontal minimamente invasiva. Os resultados preliminares mostraram uma boa visualização com melhores níveis de fixação e profundidades de bolsa que são semelhantes ou melhores do que outros resultados publicados para cirurgias de pequena incisão. A utilização do videoscópio parece permitir uma redução da recessão pós-cirúrgica.[69]

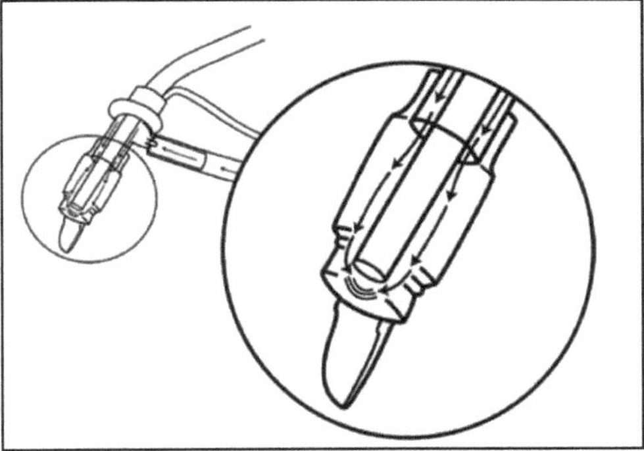

É apresentado um esquema do dispositivo de proteção de gás. O videoscópio é mantido dentro de um "escudo" de gases cirúrgicos turbulentos para evitar sujidade ou embaciamento da ótica do videoscópio.

Em geral, o endoscópio deve ser utilizado para diagnosticar a peri-implantite e o videoscópio deve ser utilizado para a tratar. Após a elevação do retalho, quaisquer acreções no implante ou na superestrutura são removidas. Nestes casos, é adequada uma remoção agressiva dos tecidos peri-implantares inflamados. Uma vez que estas partículas provocam frequentemente uma resposta inflamatória, é necessária uma avaliação cuidadosa dos tecidos moles peri-implantares antes do encerramento do retalho. Recentemente, foi concebido um videoscópio para utilização com MIS[58,59] . A utilização do videoscópio permitiu aberturas de acesso cirúrgico mais pequenas aquando da realização de MIS, sendo o procedimento descrito como Cirurgia Minimamente Invasiva Assistida por Videoscópio V-MIS.

A utilização do videoscópio permite incisões e retalhos mais pequenos que não têm de ser reflectidos na medida do necessário com outros meios de visualização, o que facilita o encerramento do tecido. A técnica cirúrgica para MIS utilizando telescópios ou um endoscópio de fibra de vidro e V- MIS utilizando um videoscópio é semelhante em muitos aspectos. O V-MIS/MIS é normalmente indicado para defeitos isolados. O tratamento não cirúrgico padrão (instrução de higiene oral, raspagem subgengival fechada e alisamento radicular, e ajuste oclusal quando apropriado) deve ser efectuado antes de se tomar uma decisão sobre o tipo de abordagem cirúrgica que pode ser necessária.

Muitas vezes, após um tratamento não cirúrgico, um paciente que inicialmente apresentava uma inflamação periodontal generalizada apresentará, em vez disso, a maioria das profundidades de sondagem das bolsas a um nível aceitável para a manutenção da saúde periodontal. No entanto, é frequente existirem defeitos isolados, normalmente interproximais, com 5 mm ou mais de profundidade de sondagem.

As radiografias destas áreas devem ser cuidadosamente avaliadas e deve decidir-se se existe perda óssea e, em caso afirmativo, se estão indicados procedimentos regenerativos. Se os defeitos forem localizados e estiverem adjacentes a tecido periodontalmente saudável, estes defeitos são os locais ideais para utilizar o V-MIS.[18]

Desenho da incisão e do retalho

• O desenho do retalho para os procedimentos V-MIS/MIS varia consoante a localização, a extensão do defeito ósseo e os dispositivos de visualização disponíveis.

• A presença de um defeito ósseo pode ser diagnosticada com medições de rotina da bolsa, mas a extensão da perda óssea deve ser verificada por sondagem óssea após o paciente ter sido anestesiado.

• Sempre que possível, é utilizado apenas um único retalho lingual ou palatino. O acesso e a visualização lingual são muito mais fáceis quando está disponível um videoscópio.

• As abordagens de acesso lingual são difíceis de utilizar quando são utilizados telescópios cirúrgicos ou um microscópio cirúrgico.

• Estes instrumentos permitem uma visão direta do campo cirúrgico, o que significa que deve ser utilizado um espelho com uma abordagem de retalho lingual.[69]

• Em contrapartida, o videoscópio pode ser colocado diretamente na abertura lingual, o que resulta numa visão clara do local da cirurgia.[69]

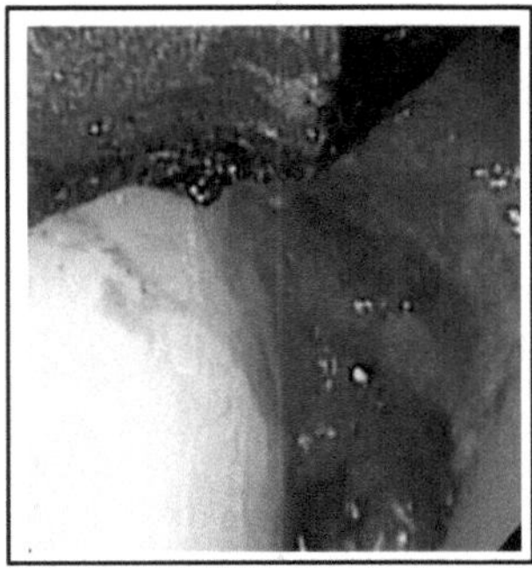

O defeito interproximal, tal como visualizado pelo videoscópio Assumindo um defeito interproximal que não se estende para além dos ângulos de linha dos dentes adjacentes, a primeira incisão é colocada no espaço intersulcular a partir do ângulo de linha de cada dente, estendendo-se para a área interproximal. Deve ter-se o cuidado de permanecer no sulco e não remover o colar de tecido com esta incisão.

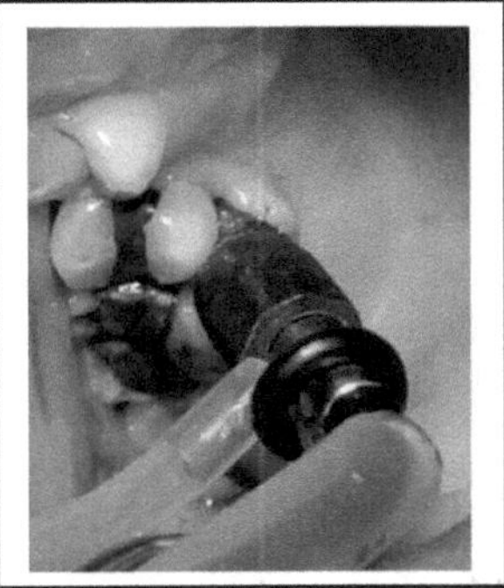

O videoscópio é colocado através de um único retalho de acesso MIS no palato, permitindo a visualização completa do defeito interproximal.

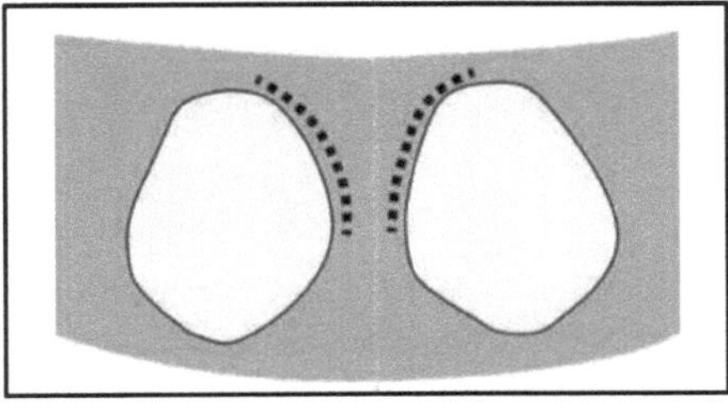

Um desenho de contorno das incisões sulculares iniciais. Estas incisões iniciais são efectuadas no sulco dos dentes adjacentes ao defeito periodontal. As incisões são mantidas estritamente dentro do sulco, colocando a lâmina contra a superfície radicular adjacente. Não é removido nenhum colar de tecido com esta incisão, e tem-se o cuidado de não unir as duas incisões.

Isto requer que a lâmina seja colocada contra o dente e empurrada até à base do defeito. A lâmina não deve incisar o tecido no corpo da papila e deve ter-se o cuidado de não atravessar o corpo da papila com estas incisões. A segunda incisão deve ser uma incisão horizontal (mesial-distal) ao longo do corpo da papila[69] .

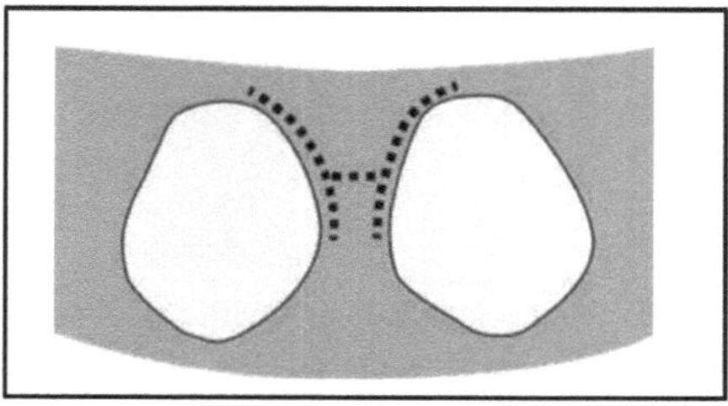

Desenho do contorno da incisão que une as duas incisões sulculares ao longo da papila. As duas incisões iniciais são ligadas na superfície (vestibular ou lingual) onde o retalho de acesso será elevado. Esta incisão de ligação é efectuada apicalmente ao tecido do colo. O tecido do colo e a papila do lado não cirúrgico permanecem intactos e não são elevados.

Esta incisão deve ser colocada relativamente alta na papila, mas não se deve estender até à área do colo. O colo deve ser preservado no local, se possível. Uma vez efectuada a incisão horizontal, é realizada uma dissecção de espessura dividida para criar o retalho de acesso. Isto deve ser efectuado apenas com uma dissecção afiada. Nunca deve ser utilizado um elevador periosteal para elevar este retalho.[69]

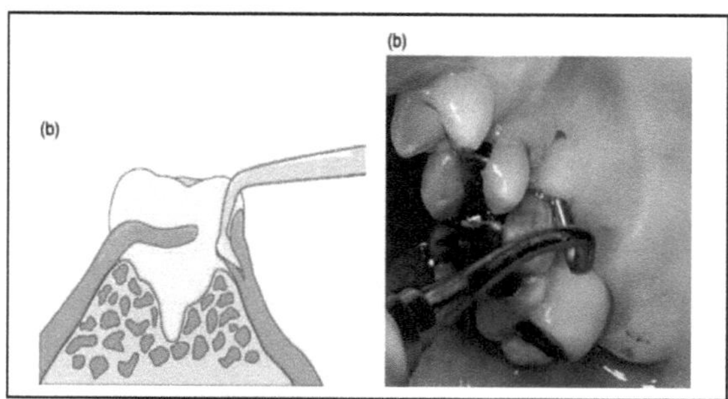

(A) Desenho esquemático da utilização de uma faca Orban modificada para reflectir o retalho de acesso. O retalho de acesso é reflectido com uma dissecção afiada, deixando apenas o periósteo no lugar no osso. Não deve ser utilizado um elevador periosteal. Devido à sua rigidez, uma pequena faca Orban é ideal para este passo.
(B) Utilização clínica de um bisturi Orban modificado para a dissecção cortante.

Podem ser utilizadas várias lâminas para efetuar estas incisões. As sugestões de lâminas que se seguem são as utilizadas pelo autor. As incisões sulculares iniciais são efectuadas com uma lâmina 12b. Trata-se de uma lâmina de bisturi descartável com uma curvatura normal, em que ambos os bordos da curva estão afiados.

Esta lâmina tem a vantagem de ter alguma rigidez e a capacidade de ser utilizada num movimento de empurrar e puxar. Isto tem-se revelado muito útil para as incisões sulculares. Esta lâmina também pode ser utilizada para efetuar a incisão horizontal ao longo do corpo da papila. A dissecção afiada da papila é efectuada com uma faca Orban modificada.[70]

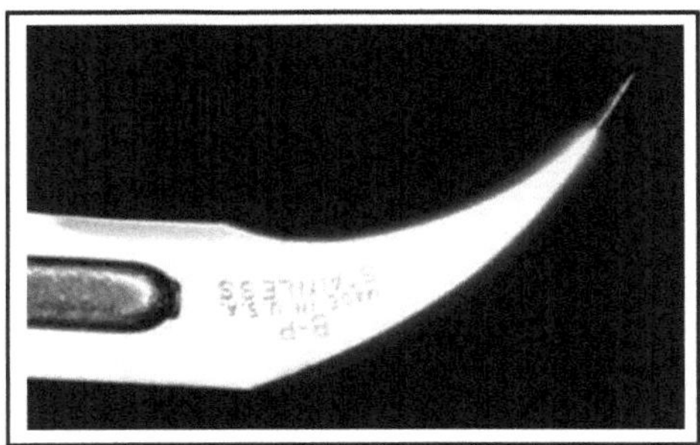

O tamanho de uma faca Orban normal é reduzido em cerca de um terço da sua largura. A rigidez da faca Orban é muito útil para refletir o retalho porque permite uma dissecção de espessura dividida, bem como a capacidade de "puxar" o retalho à medida que a incisão é feita. Outras lâminas que podem ser úteis são as chamadas lâminas microcirúrgicas .

O tamanho destas lâminas permite um bom acesso a espaços pequenos, mas a falta de rigidez da lâmina é muitas vezes um impedimento significativo para a sua utilização. Estas lâminas também tendem a ter uma "mola" que faz com que a lâmina se mova subitamente quando a lâmina "apanha" o osso ou o cálculo. Este movimento súbito da lâmina muito afiada pode danificar o tecido.[70]

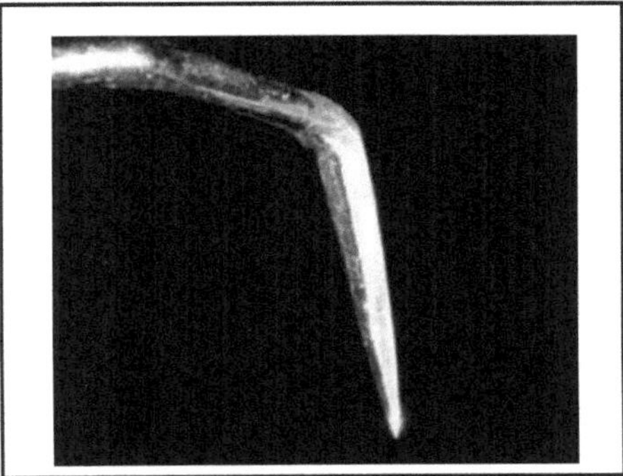

Uma faca Orban normal, modificada através da redução da sua largura em aproximadamente um terço, é ideal para efetuar a incisão de espessura dividida que é utilizada para elevar o retalho de acesso.

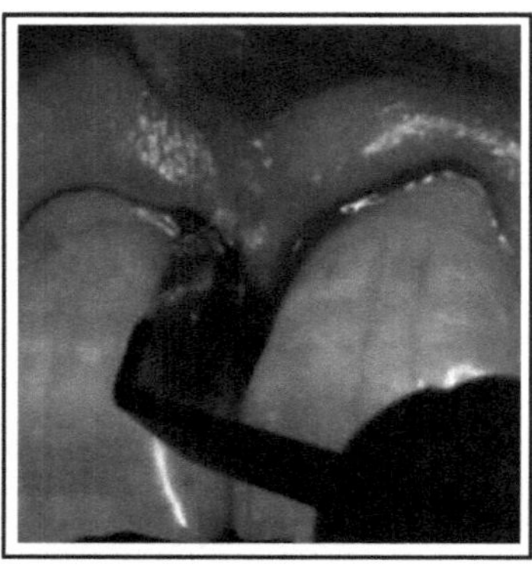

Se não estiver disponível um videoscópio ou se o defeito ósseo for extenso, pode ser aconselhável criar um retalho bucal para além do retalho de acesso mínimo lingual. Quando são utilizados telescópios ou um microscópio cirúrgico, pode também considerar-se a possibilidade de utilizar apenas uma abordagem bucal. No entanto, deve ter-se em conta que o reflexo de um retalho vestibular tem um maior potencial de recessão gengival visível, com possíveis consequências estéticas negativas.[70]

Desbridamento

- É necessário um desbridamento completo do defeito periodontal e do dente adjacente para otimizar as hipóteses de regeneração.
- O desbridamento do defeito consiste em duas partes.

i. A primeira é a remoção do tecido de granulação.

ii. A segunda é a remoção do cálculo, do biofilme e da rugosidade da superfície da raiz.
- O desbridamento do tecido de granulação do defeito é efectuado com curetas periodontais normais.
- O instrumento mais utilizado para a remoção de tecido de granulação com V-MIS/MIS é um Younger-Goode 7-8. Trata-se de um instrumento relativamente pequeno com uma haste estreita que pode ser utilizado num movimento semelhante a uma "colher" utilizada para a remoção de cáries.[70]
- Este movimento é muito menos suscetível de exercer uma pressão excessiva sobre o retalho mínimo do que o movimento padrão de alisamento radicular utilizado na cirurgia periodontal tradicional.
- Podem também ser utilizadas outras curetas pequenas, mas o objetivo do desbridamento deve ser a prevenção de danos no retalho de tecido mole

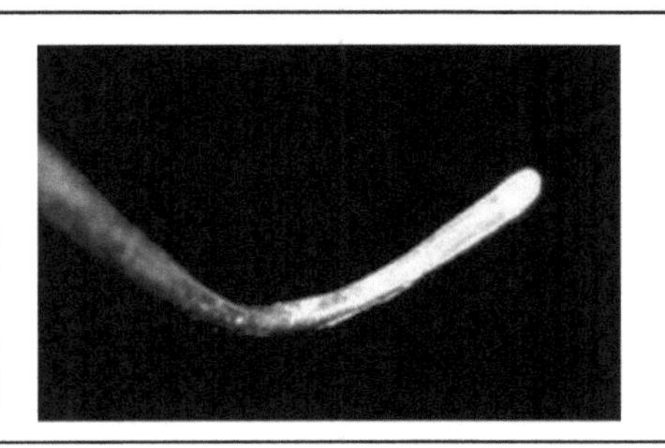

O desbridamento da superfície da raiz é normalmente iniciado com um raspador ultrassónico. A ponta de segurança de diamante (Vista Dental, Milwaukee, WI) é a ponta de ultra-sons preferida. Esta ponta tem a agressividade de uma ponta ultra-sónica de diamante, mas como a ação abrasiva do diamante é limitada, pode ser utilizada com segurança em pequenos defeitos sem risco de danificar a superfície da raiz.

A utilização de um raspador ultrassónico e de curetas manuais, normalmente Graceys, é utilizada para a remoção mecânica do cálculo remanescente. Deve ter-se o cuidado de limpar e secar a área cirúrgica antes de visualizar a superfície da raiz com o videoscópio para detetar o cálculo remanescente. A melhor maneira de efetuar esta secagem é colocar uma tira de gaze seca no local e retirar a gaze imediatamente antes de colocar o videoscópio.[68]

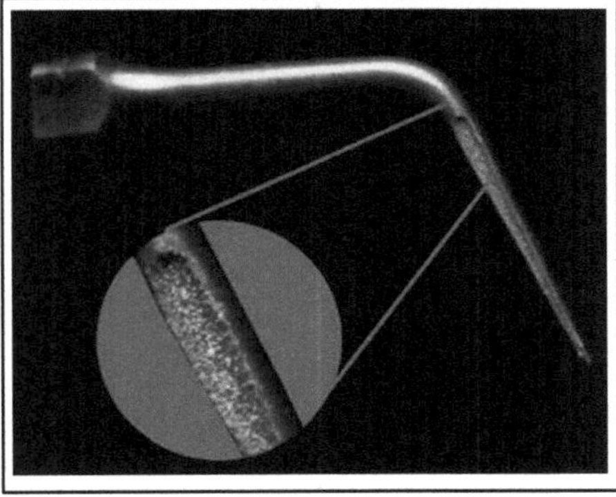

Estas micro ilhas de cálculo não são normalmente detectáveis com uma sonda periodontal. Estas pequenas áreas de cálculo podem ser muito difíceis de remover por meios mecânicos. A utilização de biomodificação com ácido etilenodiaminotetracético (EDTA) ou ácido cítrico removerá normalmente todas as ilhas de cálculo remanescentes.

O autor considera que esta remoção final do microcálculo é extremamente importante para os resultados a longo prazo relatados para MIS e V-MIS.[70]

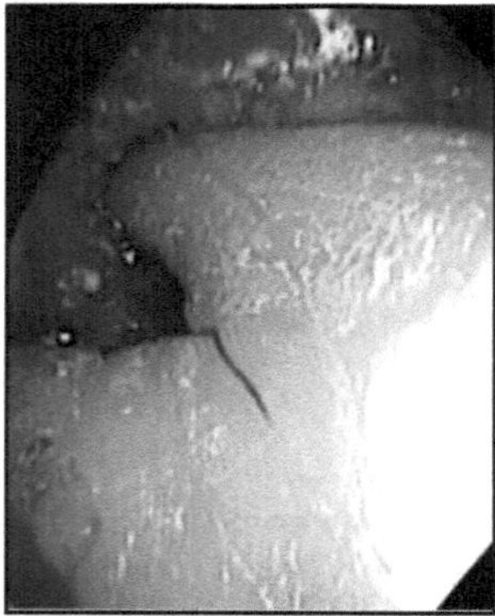

Fotografia mostrando as ilhas de cálculo remanescentes após o desbridamento mecânico da raiz.

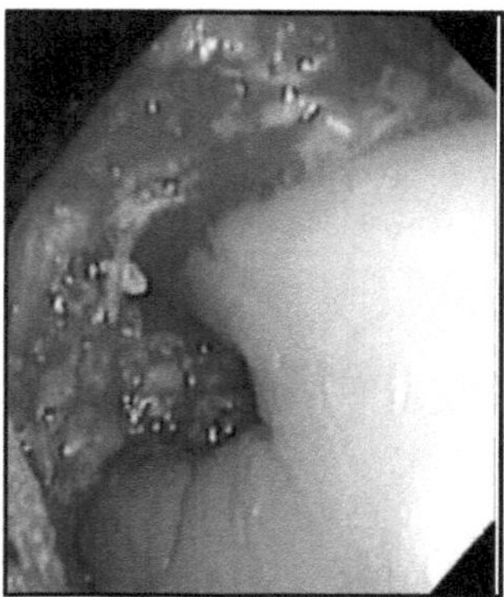

A superfície radicular apresentada após a utilização do ácido etilenodiaminotetracético

Materiais regenerativos

A maioria dos casos de MIS e V-MIS relatados na literatura periodontal utilizou o derivado da matriz de esmalte (EMD) sozinho ou misturado com aloenxerto ósseo humano cortical desminerizado liofilizado (DFDBA). No entanto, o autor efectuou V-MIS/MIS utilizando apenas EMD, apenas DFDBA, e sem material regenerativo. A utilização de cada uma destas abordagens conduziu a excelentes resultados clínicos semelhantes[71].

Cortellini referiu que, se o fornecimento de sangue ao local da cirurgia for bem mantido, não são necessários materiais regenerativos com a cirurgia de pequena incisão (MIST)[71]. Se a lesão for maior, a utilização de DFDBA, com ou sem EMD, ajudará a suportar o retalho e evitará que este se afunde no defeito subjacente. Isto parece ser benéfico na prevenção de recessão e problemas estéticos pós-cirúrgicos.

A utilização de EMD parece acelerar a cicatrização dos tecidos moles dos retalhos e tem sido associada à estabilidade a longo prazo da regeneração periodontal. Com base nestas considerações clínicas, a utilização de EMD tanto na superfície da raiz como misturado com DFDBA quando é necessário o suporte do retalho parece ser uma abordagem ideal [72]

Sutura :

É utilizada uma única sutura para o encerramento típico de um local V-MIS. Na maioria dos casos, o material utilizado é uma sutura de colagénio simples ou crómica 4-0. No entanto, o material exato da sutura não parece ser crítico, mas deve ser suficientemente forte para permitir que o tecido seja puxado firmemente em conjunto e não ser tão pequeno que corte o tecido quando é aplicada tensão.

É colocada uma sutura de colchão vertical na base da papila. A sutura é colocada nesta posição para que possa ser colocada tensão na sutura sem receio de danificar o tecido papilar de uma forma que possa causar recessão pós-operatória.

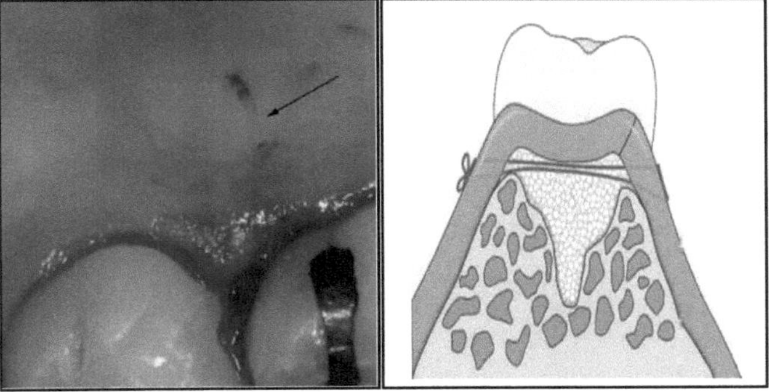

A sutura na base da papila permitirá que o corpo da papila seja puxado firmemente em conjunto sem danificar o tecido fino e estreito no ápice da papila.

A sutura coronal à base da papila, mesmo com suturas muito pequenas e agulhas finas, é evitada para não danificar este tecido vulnerável. Considera-se que esta técnica de sutura, que evita o trauma do tecido papilar, é uma das principais razões pelas quais não é registada qualquer recessão média após V-MIS/MIS.[77]

Os tecidos da papila coronais à sutura são aproximados colocando gaze embebida em soro fisiológico sobre o tecido e aplicando pressão com os dedos. Sempre que possível, o tecido mole interproximal é colocado ao nível ou acima do nível pré-cirúrgico. Isto ajudará a minimizar a possibilidade de recessão pós-cirúrgica, que é uma das vantagens significativas do procedimento V-MIS/MIS.[77]

CIRURGIA MINIMAMENTE INVASIVA ASSISTIDA POR ROBOT (RMIS)

A cirurgia robótica está em constante evolução e as suas aplicações estão em constante expansão. Recentemente, a cirurgia assistida por robô tem sido utilizada para a colocação de implantes dentários. Nos Estados Unidos, o primeiro sistema robótico de cirurgia dentária, o Yomi (Neocis Inc, Miami, FL, EUA), foi autorizado pela FDA para procedimentos de implantes dentários em 2017.

O primeiro sistema fornece software para planeamento e orientação de navegação para instrumentação durante a cirurgia de implantes. O sistema também fornece e controla a posição, a profundidade e a angulação para a osteotomia do implante. No entanto, o custo-benefício e a relação custo-eficácia da cirurgia robótica em implantologia dentária são significativos e aguardam validação.[80]

A utilização de um modelo de guia cirúrgico é considerada uma estratégia fiável para auxiliar no diagnóstico e facilitar a posição correcta da colocação do implante de acordo com o desenho da prótese. No entanto, o erro dos modelos cirúrgicos, tais como modelos formados a vácuo, guias cirúrgicos baseados em moldes e guias estáticos gerados por tomografia computorizada (TC), depende do método de fabrico e do design.[81]

Chiarelli et al., (2012) também avaliaram a exatidão dos modelos cirúrgicos baseados em dados de imagem com uma transferência radiológica não invasiva de stent.[83]

Ao efetuar um procedimento cirúrgico por robô, a precisão alcançada foi adequada às necessidades clínicas (erro de posição médio de 0,283 mm 0,073 mm e erro de orientação médio de 1,798 mm 0,496 mm), o que é melhor do que os stents baseados em estereolitografia.[83]

O fabrico de modelos cirúrgicos assistido por robô pode orientar totalmente a trajetória do implante, ser menos dispendioso e ser minimamente invasivo. Além disso, com guias cirúrgicos com suporte de tecido menos precisos habitualmente utilizados, existe uma grande necessidade de reduzir o erro humano na prática clínica.[84]

IMPLANTOLOGIA DENTÁRIA ASSISTIDA POR ROBOT :

A precisão da colocação do implante é um dos factores mais importantes que influenciam o resultado da terapia com implantes e a reabilitação associada. Os sistemas de navegação cirúrgica e a orientação por gabarito satisfazem as exigências de elevada precisão na colocação e posicionamento dos implantes. Os cirurgiões têm tentado utilizar esta técnica para reduzir os erros de posicionamento dos implantes.

A posição física de um cirurgião é frequentemente condicionada devido à limitação da abertura da boca do paciente e à localização dos dentes em falta. Por este motivo, o desempenho do cirurgião pode ser afetado pela resistência e fadiga, e a possibilidade de erro humano não pode ser eliminada. Por conseguinte, a cirurgia robótica tem a vantagem de uma precisão sustentada, maior estabilidade, maior eficiência e mais flexibilidade para auxiliar a preparação e a implantação de implantes dentários. Esta é uma afirmação notável numa altura em que apenas um punhado de clínicos utilizou a tecnologia em todo o mundo.[84]

O primeiro estudo de implantação dentária assistida por robô para minimizar o erro foi apresentado por **Boesecke** et al. em 2002. Este sistema de robô tinha uma área de trabalho de 700 mm e foi utilizado para ajudar um cirurgião durante a preparação do local da osteotomia do implante, segurando uma guia de perfuração.[84]

Relataram os resultados de 48 colocações de implantes, incluindo desvios no local de entrada, que se observaram dentro de 1 a 2 mm na região apical. Dez anos mais tarde, foi apresentado um sistema robótico automatizado de implantação dentária com 6 DOF, capaz de fresar um implante em forma de raiz natural no modelo de maxilar, utilizando um programa baseado na decomposição de volumes.[88]

Mais tarde, foi lançado um robô 3-DOF com câmara estéreo capaz de detetar e modular a peça de mão para garantir que o implante era posicionado de acordo com o planeamento pré-operatório. O manipulador aplicou automaticamente informações sobre onde começar a cortar e ajustou automaticamente a força aplicada em conformidade.[90]

Em 2017, o primeiro sistema robótico dentário comercial do mundo, o YOMI (Neosis,

Miami, FL, EUA), foi desenvolvido e recebeu autorização da FDA.[90]

O sistema de orientação, denominado tecnologia robótica háptica, orientou os cirurgiões durante a perfuração com base na trajetória pré-operatória desejada. O YOMI fornece orientação física ao restringir a posição, orientação e profundidade da broca, aliviando assim a necessidade de preparar uma guia cirúrgica personalizada e evitando simultaneamente o desvio da mão do cirurgião. Esta tecnologia proporciona uma precisão e previsibilidade extremamente elevadas durante a preparação de uma osteotomia de implante. [91]

No final de 2017, o primeiro sistema autónomo de colocação de implantes dentários do mundo foi apresentado por Zhao.

Este robô inteligente tem um elevado grau de autonomia, pode ajustar-se automaticamente de forma contínua durante os procedimentos intra-operatórios e pode executar tarefas cirúrgicas diretamente nos pacientes sem qualquer controlo aparente por parte de um cirurgião.[91]

Os principais componentes da robótica cirúrgica envolvem 2 elementos :
i. Um sistema de orientação por imagem e um sistema robótico móvel.

ii. O software de orientação por imagem permite o planeamento pré-operatório relativamente ao local da cirurgia, e uma prótese pode ser simulada a partir do modelo do software ou através da fusão com uma imagem ou formato de estereolitografia.
iii. Nesta altura, os dados tridimensionais da prótese podem ser transmitidos ao sistema do robot.[91]

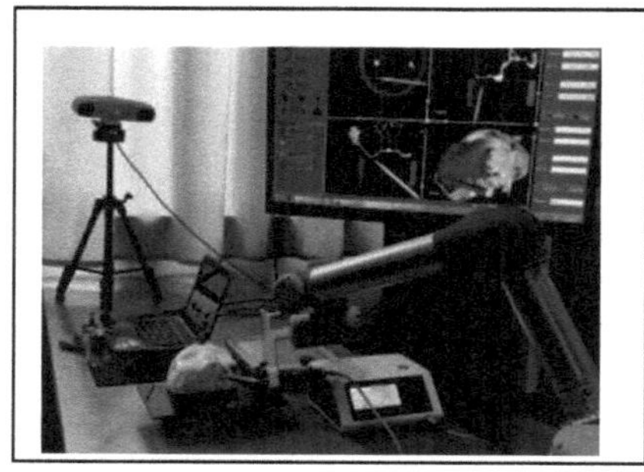

O sistema robótico cirúrgico inclui os seguintes elementos: braço do robô, sistema de navegação cirúrgica, dispositivo de rastreio ótico e software de planeamento pré-operatório. O registo é fundamental para a determinação da relação espacial da navegação e da robótica cirúrgica. Os robôs têm de ter conhecimento de 3 estruturas de coordenadas nos eixos X, Y e Z, uma vez que o plano pré-operatório e o objeto anatómico são abordados no espaço de trabalho do robô.

O grau de precisão do procedimento de registo pode ser avaliado pelo grau de correlação entre a informação da imagem no sistema e o plano pré-operatório. Foram discutidos diferentes métodos de registo que demonstraram influenciar significativamente a precisão do resultado cirúrgico.[92]

A ancoragem óssea é considerada o padrão de ouro devido à sua fixação rígida e à imagem de TC nítida que contrasta o modelo de registo e os pontos de referência anatómicos. A máquina de medição por coordenadas (CMM) foi introduzida como um sistema de coordenadas de referência para ajudar a definir os pontos de coordenadas entre o robot e o campo cirúrgico.[92]

Em primeiro lugar, foi efectuado um registo pelo cirurgião e pelo robô, utilizando um procedimento em duas etapas.
i. Em primeiro lugar, o cirurgião registou a configuração no modelo do maxilar para transferir as coordenadas virtuais para as coordenadas de referência, utilizando a máquina de medição por coordenadas.

ii. Em segundo lugar, o registo entre a coordenada de referência e as coordenadas da ferramenta cirúrgica foi avaliado utilizando outra configuração fiducial. O erro final de registo do alvo após este processo de registo em duas etapas foi de 1,42 mais ou menos 0,70 mm[71] .

A precisão é bastante boa, mas foram descritas algumas preocupações com este sistema. O sistema depende significativamente de um software de terceiros e as anatomias relevantes não são fundamentalmente medidas durante o planeamento. Além disso, o doente tem de se manter imóvel durante a operação.

Os robôs são geralmente definidos como dispositivos controlados por computador com 5 ou 6 DOF que podem executar movimentos complexos com elevada precisão. Foram testados diferentes tipos de robôs médicos em implantologia dentária. Os robôs telemanipulados são robôs mestre-escravo não autónomos, controlados por um cirurgião através de um dispositivo de feedback de força. Amjad e colegas apresentaram este tipo de robô com feedback de força virtual e um sistema guiado por imagem[92]

O sistema é composto por 4 partes principais:
i. Um sistema de planeamento cirúrgico pré-operatório, um háptico de feedback de força virtual, um manipulador de 6 DOF e um sistema de navegação guiada por imagem.
ii. Os dispositivos hápticos tornaram-se uma parte essencial da cirurgia telerrobótica, tal como os sistemas de simulação cirúrgica que minimizam o risco de perfuração óssea e lesão dos tecidos moles. No entanto, a precisão dos telerrobôs depende muito da experiência do cirurgião.

Yu e colegas efectuaram uma série de investigações sobre sistemas de perfuração assistidos por telerrobótica. A utilização do campo potencial modulado com base em algoritmos é alargada a um manipulador robótico 5-DOF para ajuste da posição e do ângulo para localizar o ponto de entrada e a trajetória do implante. Em seguida, uma câmara estéreo ajuda a detetar a posição relativa da extremidade (peça de mão) em relação ao alvo. O cirurgião-manipulador ajusta automaticamente a força quando se aproxima do ponto final da osteotomia. Foi também avaliada a relação entre a força de corte e o binário e o valor do TC.[93,94] Em resumo, este tipo de robô pode conseguir um ajuste automático da força através da estimativa do valor do TC do paciente em tempo real. Embora um campo potencial modulado oriente a trajetória da perfuração, não fornece informações sobre o binário de inserção e o feedback da força, que são importantes para utilização em implantologia de função imediata.[94]

Em 2017, o primeiro robô autónomo de implantes dentários do mundo foi desenvolvido pela Universidade de Pequim (Pequim, China) e pelo Fourth Military Medical University Hospital (Xi'an, China). O objetivo do robô era evitar o erro cirúrgico humano, bem como colmatar a falta de dentistas qualificados na China. O sistema é composto por uma plataforma guiada por imagem, um robô mecânico comercial, uma plataforma de implantação e o software DentalNavi (The fourth military medical university, Sichuan, china).

Quatro tipos de modelos de defeitos dentários com dispositivos de mapeamento espacial são utilizados para localizar as coordenadas de um paciente e para calibrar a plataforma de operação, o sistema de robot e o sistema guiado por imagem. Após a colocação do implante nos modelos, a TC de feixe cónico pós-operatória foi fundida com a trajetória pré-operatória pretendida e a precisão foi avaliada...[95] Outro sistema robótico automático cirúrgico foi posteriormente avaliado relativamente à precisão da colocação de implantes zigomáticos na maxila edêntula. Neste estudo in vitro, os investigadores demonstraram que os implantes longos (50 mm), como os implantes zigomáticos, também podem ser colocados com precisão[96] A experiência inicial com a precisão da cirurgia robótica de implantes dentários para a utilização na preparação de osteotomias de implantes está a começar a ganhar força, existindo atualmente apenas alguns estudos clínicos. Os desvios de osteotomia robótica inferiores a 1 mm e os desvios angulares iguais ou inferiores a 2 sugerem que a tecnologia é muito promissora. No entanto, ainda não está disponível uma aplicação robótica capaz de determinar o torque de inserção do implante. Apesar das limitações e das dificuldades iniciais de desenvolvimento, o futuro da utilização da robótica neste domínio parece certo, à medida que os sistemas melhoram e os custos diminuem.[97]

CONCLUSÃO

O objetivo final de qualquer modalidade de tratamento é a resolução da doença com a regeneração dos tecidos perdidos, se possível produzindo uma morbilidade pós-operatória mínima.[99] A cirurgia minimamente invasiva é uma dessas modalidades de tratamento que está a dar resultados promissores em termos de redução do trauma cirúrgico, aumento da estabilidade da ferida, excelente encerramento primário da ferida com um mínimo de desconforto para o doente e efeitos secundários.[100] Muitos estudos deram resultados promissores que provam que a MIS é uma modalidade de tratamento eficaz. São ainda necessários mais estudos para provar que as técnicas cirúrgicas minimamente invasivas podem substituir os métodos cirúrgicos tradicionais, obtendo resultados iguais ou mesmo melhores do que as opções de tratamento convencionais com uma morbilidade pós-operatória mínima.[101]

REFERÊNCIAS

1. Sultan N, Jafri Z, Sawai M, Bhardwaj A. Terapia periodontal minimamente invasiva. J Oral Biol Craniofac Res. 2020 Abr-Jun;10(2):161-165. doi: 10.1016/j.jobcr.2020.04.014 Epub 2020 Abr 19. PMID: 32489815; PMCID: PMC7254457.

2. Mizutani K, Aoki A, Coluzzi D, Yukna R, Wang CY, Pavlic V, Izumi Y. Lasers na terapia periodontal e peri-implantar minimamente invasiva. Periodontol 2000. 2016 Jun;71(1):185-212. doi: 10.1111/prd.12123. PMID: 27045437.

3. Cortellini P. Técnicas cirúrgicas minimamente invasivas na regeneração periodontal. J Evid Based Dent Pract. 2012 Sep;12(3 Suppl):89-100. doi: 10.1016/S1532-3382(12)70021-0. PMID: 23040341.

4. Clementini M, Ambrosi A, Cicciarelli V, De Risi V, de Sanctis M. Desempenho clínico da cirurgia periodontal minimamente invasiva no tratamento de defeitos infra-ósseos: Revisão sistemática e meta-análise. J Clin Periodontol. 2019 Dec;46(12):1236-1253. doi: 10.1111/jcpe.13201. Epub 2019 Oct 17. PMID: 31559646.

5. Cortellini P, Tonetti MS. Melhoria da estabilidade da ferida com uma técnica cirúrgica minimamente invasiva modificada no tratamento regenerativo de defeitos intra-ósseos interdentários isolados. J Clin Periodontol. 2009 Feb;36(2):157-63. doi: 10.1111/j.1600-051X.2008.01352.x. PMID: 19207892.

6. Harrel SK, Abraham CM, Rivera-Hidalgo F, Shulman JD, Nunn ME. Cirurgia Periodontal Minimamente Invasiva Assistida por Videoscópio: Resultado num ano e morbilidade do paciente. Int J Periodontics Restorative Dent. 2016 May-Jun;36(3):363-71. doi: 10.11607/prd.2759. PMID: 27100806.

7. Tan A, Ashrafian H, Scott AJ, Mason SE, Harling L, Athanasiou T, Darzi A. Robotic surgery: disruptive innovation or unfulfilled promise? Uma revisão sistemática e meta-análise dos primeiros 30 anos. Surg Endosc. 2016 Oct;30(10):4330-52. doi: 10.1007/s00464-016-4752-x. Epub 2016 Feb 19. PMID: 26895896; PMCID: PMC5009165.

8. Periodontia Minimamente Invasiva - Necessidade da Hora!! Rohit Khurana1 , Praveen B. Kudva2 , Shukla Aanchal Sanjeev1 , Hema P. Kudva

9. Harrel SK, Abraham CM, Rivera-Hidalgo F, Shulman JD, Nunn ME. Cirurgia Periodontal Minimamente Invasiva Assistida por Videoscópio: Resultado num ano e morbilidade do paciente. Int J Periodontics Restorative Dent. 2016 May-Jun;36(3):363-71. doi: 10.11607/prd.2759. PMID: 27100806.

10. Nyman S, Lindhe J, Rosling B. Cirurgia periodontal em dentições infectadas com placa bacteriana. J Clin Periodontol. 1977;4(4):240-249. doi:10.1111/j.1600-051x.1977.tb01896.x

11. Clementini M, Ambrosi A, Cicciarelli V, De Risi V, de Sanctis M. Desempenho clínico da cirurgia periodontal minimamente invasiva no tratamento de defeitos infra-ósseos: Revisão sistemática e meta-análise. J Clin Periodontol. 2019 Dec;46(12):1236-1253. doi: 10.1111/jcpe.13201. Epub 2019 Oct 17. PMID: 31559646.

12. Terapia periodontal minimamente invasiva: técnicas clínicas e tecnologia de visualização (willey Blackwell)

13. Sultan N, Jafri Z, Sawai M, Bhardwaj A. Terapia periodontal minimamente invasiva. J Oral Biol Craniofac Res. 2020 Abr-Jun;10(2):161-165. doi: 10.1016/j.jobcr.2020.04.014.

Epub 2020 Abr 19. PMID: 32489815; PMCID: PMC7254457.

14. Cortellini P. Técnicas cirúrgicas minimamente invasivas na regeneração periodontal. J Evid Based Dent Pract. 2012 Sep;12(3 Suppl):89-100. doi: 10.1016/S1532-3382(12)70021-0. PMID: 23040341.

15. Cortellini P, Tonetti MS. Melhoria da estabilidade da ferida com uma técnica cirúrgica minimamente invasiva modificada no tratamento regenerativo de defeitos intra-ósseos interdentários isolados. J Clin Periodontol. 2009 Feb;36(2):157-63. doi: 10.1111/j.1600-051X.2008.01352.x. PMID: 19207892.

16. Harrel SK. Uma abordagem cirúrgica minimamente invasiva para a regeneração periodontal: técnica cirúrgica e observações. J Periodontol. 1999 Dec;70(12):1547-57. doi: 10.1902/jop.1999.70.12.1547. PMID: 10632530.

17. Harrel SK.Minimally invasive periodontal therapy;clinical techniques and visualization technology.1st ed.john wiley &sons:united states:2015

18. Cortellini P, Tonetti MS. Resultados clínicos e radiográficos da técnica cirúrgica minimamente invasiva modificada com e sem materiais regenerativos: um ensaio aleatório controlado em defeitos intra-ósseos. J Clin Periodontol. 2011 Apr;38(4):365-73. doi: 10.1111/j.1600-051X.2011.01705.x. Epub 2011 Feb 8. PMID: 21303402.

19. Chao JC. Uma nova abordagem ao recobrimento radicular: a técnica cirúrgica pinhole. Int J Periodontics Restorative Dent. 2012 Oct;32(5):521-31. PMID: 22754900.

20. Arnada JJ, Melnick PR, Pedruelo FJ, Benlloch D, Arnero C, Orsini M. Incisão de libertação periosteal transmucosa: A "técnica do buraco do botão". Um procedimento inovador para a cirurgia de aumento de tecidos moles. Clin Adv Periodontics 2015;5:124-30.

21. Hürzeler MB, Weng D. Uma técnica de incisão única para colher enxertos de tecido conjuntivo subepitelial do palato. Int J Periodontics Restorative Dent 1999;19:279-87

22. Kumar A, Sood V, Masamatti SS, et al. Técnica de incisão única modificada para colher enxerto de tecido conjuntivo subepitelial. Jornal da Sociedade Indiana de Periodontologia. 2013 Sep;17(5):676-680. DOI: 10.4103/0972-124x.119294.

23. Studer SP Allen EP Rees TC. Kouba A The thickness af masticatory mucosa in the human hard palote and tuberosity as potential donor sites for ridge augmentation procedures. J Periodonfal]997;68:145-151.

24. Reiser GM, Bruna JF, Mahan PE. Larkin LIH.The subepitheliai oonnective fissue graft polatai donar site: Considerações anatómicas para os cirurgiões, Int J Periodontics Restorative Dent 1996:16:130-137.

25. Saraff SA, Chosens Al. Eisen SF Levey SH. Free sott tissue aufografts, Hemostasis and piatection of the paiatal donor site with a microtibriliar coiiogen preparation. J Periodontoi 1962:53:425-428.

26. Kramer GM, Paliack R. Aplicação clínica e avaliação histórica do hemostato de ooilagénio micrafibrilado (Avifene) na cirurgia periodontal int J Periodontics Resforafive Dent 1982.2:8-16.

27. Fan SC, Cao ZG, Qin CX, et al. A exatidão da colocação de implantes assistida por robótica automática cirúrgica em maxilas edêntulas - um estudo in vitro. 27.ª Reunião Científica Anual da Associação Europeia de Osteointegração. Viena, 11-13 de outubro de 2018

28. Longer L. Longer B. O tecido conjuntivo subepitelial para o tratamento da recessão gengival. Dent Ciin North Am 1993:37:243-264.

29. Langer B, Langer L, Técnica de enxerto de tecido conjuntivo subepitelial para recobrimento radicular.

J Periodontoi 1985,50:715-720.

30. Bouchard, Etienne D. Ouhoyoun JR Nilveus IÎ. Tecido conjuntivo subepitelial no tratamento de recessões gengivais. Um estudo comparativo de 2 procedimentos. J Periodcntol 1994:05:929-936.
31. Korring T Long NR Loe H. The role of gingivoi connective tissue in de:ermining epithelial differenfiafion J Periodontdi Res 1975:10:1-11
32.   Harris RJ. A comparison ot two fechniques for obfoining a connective :issue graft from the palate, int J Pericdontics Restorative Dent 1997:17:201-271.
33. Seiberf JS. Reconstrução de cristas desdentadas parciais deformadas, utilizando enxertos onloy de espessura média. Parte I. Técnica e amarração da ferida. Compend Confin Educ Dent 1963.4:437-453
34. Edel A. A utilização de um enxerto de tecido conjuntivo para ciosura scbre um implante imediato coberto com uma membrana oclusiva. Clin Orai implants Res 1995;6'60-65
35. Lorenzana ER, Allen EP. A técnica de colheita palatina de incisão única: Uma estratégia para a estética e conforto do paciente. Int J Periodontics Restorative Dent 2000;20:297-305.
ƚ
36. Harris RJ. O tecido conjuntivo e o enxerto de pedículo duplo de espessura parcial: Um método previsível de obtenção de recobrimento radicular. J Periodontol 1992;63:477-86.   ƚ
37. Edel A. Avaliação clínica de enxertos de tecido conjuntivo livre utilizados para aumentar a largura da gengiva queratinizada. J Clin Periodontol 1974;1:185-96.   ƚ
38. Trombelli L, Farina R, Franceschetti G, Calura G. Abordagem de retalho único com acesso bucal em procedimentos de reconstrução periodontal. J Periodontol. 2009 Feb;80(2):353-60. doi: 10.1902/jop.2009.080420. PMID: 19186978.
39. Papapanou PN, Wennstro¨m JL, Gro¨ndahl K. Estado periodontal em relação à idade e ao tipo de dente. Um estudo radiográfico transversal. J Clin Periodontol 1988; 15:469-478.
40. Becker W, Becker BE, Berg L, Prichard J, Caffesse R, Rosenberg E. Nova fixação após tratamento com procedimentos de isolamento radicular: Relatório para furcações de Classe III e Classe II tratadas e defeitos ósseos verticais. Int J Periodontics Restorative Dent 1988;8:8-23
41. Takei HH, Han TJ, Carranza FA Jr., Kenney EB, Lekovic V. Técnica de retalho para implantes ósseos periodontais. Técnica de preservação da papila. J Periodontol 1985;56:204-210.

42. Simonelli A, Minenna L, Trombelli L, Farina R. Abordagem de retalho único com cu sem derivado de matriz de esmalte no tratamento de defeitos supra-ósseos graves: um estudo retrospetivo. Clin Oral Investig. 2021 Apr 14. doi: 10.1007/s00784-021-03941-5. Epub ahead of print. PMID: 33855656.
43. Farina R, Simonelli A, Rizzi A, Pramstraller M, Cucchi A, Trombelli L. Cicatrização pós-operatória precoce após a abordagem de retalho único bucal para aceder a defeitos periodontais intra-ósseos. Clin Oral Investig. 2013 Jul;17(6):1573-83. doi: 10.1007/s00784-012-0838-6. Epub 2012 Sep 9. PMID: 22961538.
44. Schincaglia GP, Hebert E, Farina R, Simonelli A, Trombelli L. Abordagem de retalho

simples versus duplo no tratamento regenerativo periodontal. J Clin Periodontol. 2015 Jun;42(6):557-66. doi: 10.1111/jcpe.12409. Epub 2015 maio 29. PMID: 25924545.

45. Pilloni A, Paolantonio M, Camargo PM. Recobrimento radicular com retalho posicionado coronalmente em combinação com derivado de matriz de esmalte: avaliação clínica de 18 meses. J Periodontol. 2006 Dec;77(12):2031-9. doi: 10.1902/jop.2006.050390. PMID: 17209788.

46. Bernimoulin JP, Lu¨scher B, Mu¨hlemann HR. Retalho periodontal reposicionado coronalmente, avaliação clínica após um ano. J Clin Periodontol 1975;2:1-13.

47. Allen EP, Miller PD. Posicionamento coronal da gengiva existente. Resultados a curto prazo no tratamento da recessão superficial do tecido marginal. J Periodontol 1989;60:316-319

48. Wennstro¨m JL, Pini Prato GP. Terapia mucogengival. In: Lindhe J, Karring T, Lang NP, eds. Clinical Periodontology and Implant Dentistry. Copenhaga: Munksgaard; 1997:550-596

49. Zadeh HH. Tratamento minimamente invasivo de defeitos de recessão gengival anterior maxilar através de acesso ao túnel subperiosteal por incisão vestibular e fator de crescimento derivado de plaquetas BB. Int J Periodont Rest Dent. 2011; 31:653-660.

50. Chun-Teh L, Techkouhie H, Ulrike S-S. Tratamento minimamente invasivo da deficiência de tecido mole à volta de uma restauração implanto-suportada na zona estética: relato de caso da técnica VISTA modificada. J Oral Implant. 2013;41:71-6

51. Rajendran V, Uppoor A, Kadakampally D, Mannava Y. Comparação entre o retalho avançado coronalmente minimamente invasivo e o retalho avançado coronalmente modificado para a gestão de múltiplos defeitos de recessão gengival adjacentes: Um ensaio de controlo aleatório de boca dividida. J Esthet Restor Dent. 2018 Nov;30(6):509-515. doi: 10.1111/jerd.12418. Epub 2018 Oct 28. PMID: 30370632.

52. Wang F, Huang W, Zhang Z, Wang H, Monje A, Wu Y. Abordagem minimamente invasiva sem retalho vs. com retalho para colocação de implantes unitários: um ensaio clínico controlado e aleatório de 2 anos. Clin Oral Implants Res. 2017 Jun;28(6):757-764. doi: 10.1111/clr.12875. Epub 2016 maio 19. PMID: 27198588.

53. Aimetti M, Ferrarotti F, Mariani GM, Romano F. Uma nova abordagem sem retalhos versus cirurgia minimamente invasiva na regeneração periodontal com proteínas derivadas da matriz do esmalte: um ensaio clínico controlado e aleatório de 24 meses. Clin Oral Investig. 2017 Jan;21(1):327-337. doi: 10.1007/s00784-016-1795-2. Epub 2016 Abr 5. PMID:27044318.

54. Bashutski JD, Wang HL, Rudek I, Moreno I, Koticha T, Oh TJ. Efeito da cirurgia sem retalho em implantes de um único dente na zona estética: um ensaio clínico aleatório. J Periodontol. 2013 Dec;84(12):1747-54. doi: 10.1902/jop.2013.120575. Epub 2013 Jan 24. PMID: 23347348.

55. Llamas-Monteagudo O, Girbés-Ballester P, Viña-Almunia J, Peñarrocha-Oltra D, Peñarrocha-Diago M. Parâmetros clínicos de implantes colocados em locais cicatrizados utilizando técnicas com e sem retalho: Uma revisão sistemática. Med Oral Patol Oral Cir Bucal. 2017 Sep 1;22(5):e572-e581. doi: 10.4317/medoral.21897. PMID: 28809375; PMCID: PMC5694179.

56. Oh TJ, Shotwell JL, Billy EJ, Wang HL. Efeito da cirurgia de implantes sem retalho no perfil dos tecidos moles: um ensaio clínico controlado e aleatório. J Periodontol. 2006 May;77(5):874-82. doi: 10.1902/jop.2006.050169. PMID: 16671881.

57. Stambaugh, R.V., Myers, G., Ebling, W., Beckman, & B. Stambaugh, K. (2002) Visualização endoscópica do sulco dentário subgengival e da superfície da raiz do dente. Jornal de Periodontologia, 73, 374-382.

58. Harrel, S.K., Wilson, T.G. Jr. & Rivera-Hidalgo, F. (2013) Um videoscópio para utilização em cirurgia periodontal minimamente invasiva. Jornal de Periodontologia Clínica 40, 868- 874.

59. Harrel, S.K., Abraham, C.M., Rivera-Hidalgo, F., Shulman, J. & Nunn, M. (2014) Cirurgia periodontal minimamente invasiva assistida por videoscópio (V-MIS). Jornal de Periodontologia Clínica, DOI:10.1111.

60. Cortellini, P. & Tonetti, M.S. (2007) Técnica cirúrgica minimamente invasiva e derivado da matriz de esmalte em defeitos intra-ósseos. I: Resultados clínicos e morbilidade. Jornal de Periodontologia Clínica, 34, 1082-1088

61. Cortellini, P. & Tonetti, M.S. (2009) Melhoria da estabilidade da ferida com uma técnica cirúrgica minimamente invasiva modificada no tratamento regenerativo de defeitos intra-ósseos interdentários isolados. Jornal de Periodontologia Clínica, 36, 157-163.

62. Harrel, S.K.; Nunn, M.E.; Abraham, C.M.; Rivera-Hidalgo, F.; Shulman, J.D.; Tunnell,J.C. Cirurgia minimamente invasiva assistida por videoscópio (VMIS): Resultados de 36 meses. J. Periodontol. 2017, 88, 528-535.

63. Wu Y, Wang F, Fan S, Chow JK. Robótica em implantologia dentária. Oral Maxillofac Surg Clin North Am. 2019 Ago; 31 (3): 513-518. doi: 10.1016 / j.coms.2019.03.013. Epub 2019 maio 15. PMID: 31103316.

64. Julien Dutreuil ea. Implantologia dentária assistida por computador: um novo método e uma validação clínica. WNiessen e M Viergever. MICCAI 200, Países Baixos, 14 a 17 de outubro de 2001

65. Fortin T, Champleboux G, Bianchi S, et al. Precisão da transferência do planeamento pré-operatório de implantes orais com base em imagens de TC de feixe cónico através de uma máquina de perfuração robótica. Clin Oral Implants Res 2002; 13(6):651-6.

66. Chiarelli T, Franchini F, Lamma A, et al. Do planeamento de implantes à execução cirúrgica: uma abordagem integrada para cirurgia em implantologia oral. Int J Med Robot 2012;8(1):57- 66.

67. Sun X, Yoon Y, Jiang Li, et al. Cirurgia automatizada guiada por imagem para implantes dentários comuns e complexos. J Med Eng Technol 2014;38(5):251-9

68. Babita Yeshwante NB, Shinde Tambake S, Tambake R, et al. Reshma Rathod dominando a colocação de implantes dentários: uma revisão. Jornal de Ciências Médicas e Dentárias Aplicadas 2017;3(2):220-7.

69. Chen Xiaojun LY, Wu Y, Wang C. Investigação sobre o desenvolvimento de um sistema de implantes orais guiados por imagem. J Biomed Eng 2008;25(2):429-34, 38

70. Sun X, McKenzie FD, Bawab S, et al. Implantação dentária automatizada utilizando robótica guiada por imagem: resultados de registo. Int J Comput Assist Radiol Surg 2011;6(5):627- 34

71. Amjad Ali Syed AMS, Khizar AN, Duan XG, et al. Cirurgia de implantes dentários assistida por tele-robótica com feedback de força virtual. Jornal Indonésio de Engenharia Eléctrica 2014;12(1):450-8.

72. Kasahara Y, Kawana H, Usuda S, et al. Sistema de perfuração óssea assistida por telerobótica utilizando controlo bilateral com escalonamento da operação de alimentação e

escalonamento da força de corte. Int J Med Robot 2012;8(2):221-9.

73. Yu K, Matsunaga T, Kawana H, et al. Análise baseada na frequência da relação entre a força de corte e o número de CT para um robô de ensino de cirurgia de implantes. 2017. p. 66-72.

74. Xie R. Estudo da precisão do sistema robótico de implantologia dentária [mestre]. Xi'an (China): Quarta Universidade Médica Militar; 2016.

75. Fan SC, Cao ZG, Qin CX, et al. A exatidão da colocação de implantes assistida por robótica automática cirúrgica em maxilas edêntulas - um estudo in vitro. 27.ª Reunião Científica Anual da Associação Europeia de Osteointegração. Viena, 11-13 de outubro de 2018

76. Allen, E.P. (2006) AlloDerm: Uma alternativa eficaz ao tecido de dador palatino para o tratamento da recessão gengival. Dentistry Today, 25, 48, 50-52

77. Novaes, A.B. Jr., Grisi, D.C., Molina, G.O., Souza, S.L., Taba, M. Jr.&Grisi, M.F. (2001) Estudo clínico comparativo de 6 meses de um enxerto de tecido conjuntivo subepitelial e de um enxerto de matriz dérmica acelular para o tratamento de recessão gengival. Jornal de Periodontologia, 72, 1477-1484

78. Moslemi, N., Zazi, M.M., Haghighati, F., Morovati, S.P. & Jamali, R. (2011) Aloenxerto de matriz dérmica acelular versus enxerto de tecido conjuntivo subepitelial no tratamento de recessões gengivais: Um estudo clínico aleatório de 5 anos. Jornal de Periodontologia Clínica, 38, 1122-1129.

79. Zuccheli, G., Mele, M., Mazzotti, C., Marzadori, M., Montebugnoli, L. & De Sanctis,M. (2009) Retalho avançado coronalmente com e sem incisões de libertação vertical para o tratamento de recessões gengivais múltiplas: Um ensaio clínico comparativo, controlado e aleatório. Jornal de Periodontologia, 80, 1083-1094.

80. Papageorgakopoulos, G., Greenwell, H., Hill, M., Vidal, R. & Scheetz, J.P. (2008) Cobertura radicular utilizando uma matriz dérmica acelular e comparando um túnel posicionado coronalmente com uma abordagem de retalho posicionado coronalmente. Jornal de Periodontologia, 79, 1022-1030

81. Baldi, C., Pini-Prato, G., Pagliaro, U. et al.(1999) Procedimento de retalho coronalmente avançado para recobrimento radicular. A espessura do retalho é um fator preditivo relevante para conseguir o recobrimento radicular? Uma série de 19 casos. Jornal de Periodontologia, 70, 1077-1084.

82. Griffin, T.J., Cheung, W.S., Zavras, A.I. & Damoulis, P.D. (2006) Complicações pós-operatórias após procedimentos de aumento gengival. Jornal de Periodontologia, 77, 2070-2079.

83. Livesey, S.A., Herndon, D.N., Hollyoak, M.A., Atkinson, Y.H. & Nag, A. (1995) Transplanted acellular allograft dermal matrix. Potencial como modelo para a reconstrução de derme viável. Transplantation,60, 1-9.

84. Woodyard, J.G., Greenwell, H., Hill, M. et al.(2004) O efeito clínico da matriz dérmica acelular na espessura gengival e na cobertura radicular, em comparação com o retalho posicionado coronalmente apenas. Jornal de Periodontologia, 75, 44-56.

85. Paolantonio, M., Dolci, M., Esposito, P. et al.(2002) Enxerto de matriz dérmica subpedicelular e enxerto de tecido conjuntivo autógeno no tratamento de recessões gengivais: Um estudo clínico comparativo de 1 ano. Jornal de Periodontologia, 73, 1299-1307.

86. Novaes, A.B. Jr., Grisi, D.C., Molina, G.O., Souza, S.L., Taba, M. Jr.&Grisi, M.F. (2001)

Estudo clínico comparativo de 6 meses de um enxerto de tecido conjuntivo subepitelial e de um enxerto de matriz dérmica acelular para o tratamento de recessão gengival. Jornal de Periodontologia, 72, 1477-1484.

87. Allen, E.P. (2010) Método de sutura de sling contínuo subpapilar para enxerto de tecido mole com a técnica de tunelização. Jornal Internacional de Periodontia e Dentisteria Restauradora, 30, 479-485

88. Ito K, Hindman RE, O'Leary TJ, Kafrawy AH. Determinação da presença de endotoxina ligada à raiz utilizando o fenómeno local de Shwartzman (LSP). J Periodontol 1985; 56: 8-17.

89. Heitz-Mayfield LJ. Qual a eficácia da terapia cirúrgica em comparação com o desbridamento não cirúrgico Periodontologia 2000 2005; 37: 72-87.

90. Hujoel PP, Cunha-Cruz J, Loesche W, Robertson PB. Higiene oral pessoal e periodontite crónica: uma revisão sistemática. Periodontologia 2000 2005; 37: 29-34.

91. Sanz M, Teughels W. Inovações na terapia periodontal não cirúrgica: Relatório de Consenso do Sexto Workshop Europeu de Periodontologia. J Clin Periodontol 2008; 35(Suppl 8): 3-7.

92. Jepsen S, Deschner J, Braun A, Schwarz F, Eberhard J. Remoção de cálculos e prevenção da sua formação. Periodontologia 2000 2011; 55; 167-188.

93. Guentsch A, Preshaw PM. A utilização de um dispositivo de oscilação linear no tratamento periodontal: uma revisão. J Clin Periodontol 2008; 35: 514-524.

94. Hartzell TB. O tratamento operatório e pós-operatório da piorreia. Dent Cosmos 1913; 55: 1094-1101.

95. Kocher T, Konig J, Hansen P, Ruhling A. Polimento subgengival em comparação com a raspagem com curetas de aço: um estudo clínico piloto. J Clin Periodontol 2001; 28: 194-199.

96. Kepic TJ, O'Leary TJ, Kafrawy AH. Remoção total do cálculo: um objetivo alcançável J Periodontol 1990; 61: 16-20.

97. Stillman PR. O tratamento da piorreia. Dent Cosmos 1917; 59: 405-414.

98. Nishimine D, O'Leary TJ. Instrumentação manual versus ultra-sons na remoção de endotoxinas das superfícies radiculares. J Periodontol 1979; 50: 345-349.

99. Smart GJ, Wilson M, Kieser JB. A avaliação do desbridamento ultrassónico da superfície radicular através da determinação dos níveis de endotoxina residual. J Clin Periodontol 1990; 17: 174-178.

100.Ioannu I, Dimitriadis N, Papadimitriou K, Sakellari D, Vouros I, Konstantinidis A. Instrumentação manual versus desbridamento ultrassónico no tratamento da periodontite crónica: um ensaio clínico e microbiológico aleatório. J Clin Periodontol 2009; 36: 132-141.

101.Eberhard J, Jervøe-Storm P-M, Needleman I, Worthington H, Jepsen S. Conceitos de tratamento de boca cheia para a periodontite crónica: uma revisão sistemática. J Clin Periodontol 2008; 35: 591-604.

102.Del Peloso Ribeiro É, Bittencourt S, Sallum EA, Nociti FH Jr, Goncalves RB, Casati MZ. Desbridamento periodontal como abordagem terapêutica para periodontite crônica severa: um estudo clínico, microbiológico e imunológico. J Clin Periodontol 2008; 35: 789-798.

103.Claffey N, Polyzois I. In: Clinical Periodontology and Implant Dentistry 5th edn. Lang

NP, Lindhe J, Karring T, eds. Oxford: Blackwell Munksgaard, 2008: p768.

104.Van der Weijden F, Slot DE. Higiene oral na prevenção de doenças periodontais: a evidência. Periodontologia 2000 2011; 55: 104-123
105.Soukos NS, Goodson M. Terapia fotodinâmica no controlo de biofilmes orais. Periodontologia 2000 2011; 55: 143-166
106.Ower P. Terapia periodontal não cirúrgica minimamente invasiva. Dent Update. 2013 May;40(4):289-90, 293-5. doi: 10.12968/denu.2013.40.4.289. PMID: 23829010.

107.Jensen AT, Jensen SS, Worsaae N. Complicações relacionadas com procedimentos de aumento ósseo de defeitos localizados no rebordo alveolar. Um estudo clínico retrospetivo. Oral Maxillofac Surg. 2016;20(2):115-122. doi: 10.1007/s10006-016- 0551-8.

108.Cosyn J, Eghbali A, Hanselaer L, et al. Quatro modalidades de tratamento com implante único na maxila anterior: uma avaliação clínica, radiográfica e estética. Clin Implant Dent Relat Res. 2013;15(4):517-530. doi: 10.1111/j.1708-8208.2011.00417.x.

109.Lee EA. Técnica de aumento do rebordo estético minimamente invasivo subperiosteal (SMART): Um novo padrão para a reconstrução óssea dos maxilares. Int J Periodontics Restorative Dent. 2017;37(2):165-163. doi: 10.11607/prd.3171.

110.Proussaefs P, Lozada J. Utilização de malha de titânio para o aumento do rebordo alveolar localizado por fases: avaliação clínica e histológica-histomorfométrica. J Oral Implantol. 2006;32(5):237-247.

111.Roberts SJ, Geris L, Kerckhofs G, Desmet E, Schrooten J, Luyten FP. A capacidade de formação óssea combinada de células derivadas do periósteo humano e fosfatos de cálcio. Biomaterials.2011;32(19):4393-4405. doi: 10.1016/j.biomaterials.2011.02.047.

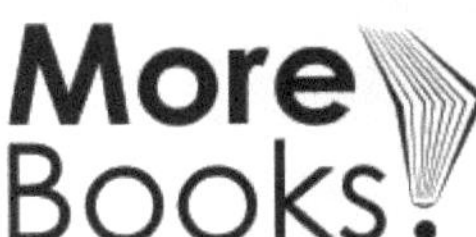

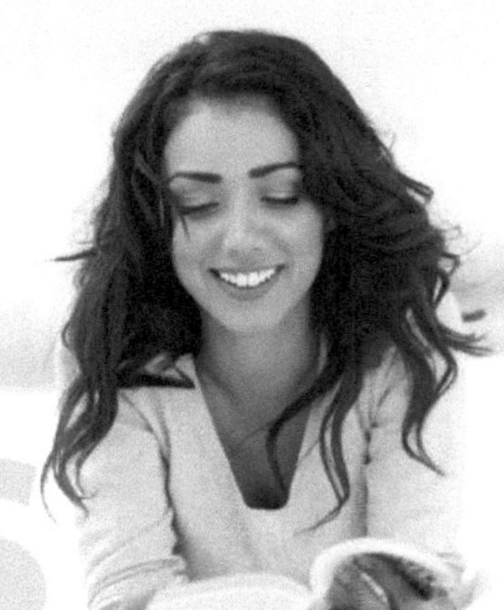

I want morebooks!

Buy your books fast and straightforward online - at one of world's fastest growing online book stores! Environmentally sound due to Print-on-Demand technologies.

Buy your books online at
www.morebooks.shop

Compre os seus livros mais rápido e diretamente na internet, em uma das livrarias on-line com o maior crescimento no mundo! Produção que protege o meio ambiente através das tecnologias de impressão sob demanda.

Compre os seus livros on-line em
www.morebooks.shop

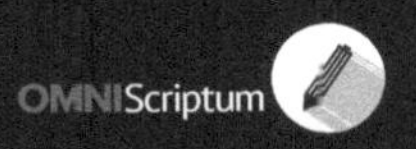